筋肉でいられるわけではありません。

でも、だからといって、しかたないとあきらめないで！放置すると排せつのトラブルはますます進んでしまいます。遠くない将来、オムツが手放せなくなってしまうかもしれません。

なにより、ちょっとした心がけで改善していくことができるのです！

本書では、「トイレが近くなった」と感じ始めた今だ[illegible]、始めたい方法を紹介します。ピンチのときの対処法[illegible]夜間のトイレが気になるとき、そして日ごろから[illegible]習慣と、排尿のタイミングに合わせて章立てをして[illegible]

トイレが近いのをそのままにしないで、ページ[illegible]できることから実践してみましょう。尿トラブル[illegible]なって、快適な毎日を送るために、本書が役立ち[illegible]

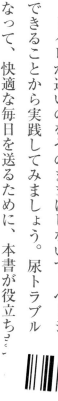

Part 1
50代60代なら尿のトラブルはあって当たり前

Part 2

間に合わない！ ピンチのときのこの一手

Part 3

外出でトイレに行きづらい日のアイデア

Part 4 夜中のトイレに起きてしまう人に

Part 5

日ごろからのこの習慣が実を結ぶ

参考文献

『温かくてしなやかな「ちつと骨盤」が体と心を幸せにする。』
関口由紀　監修／日本文芸社
『女性泌尿器科専門医が教える自分で治す！尿トラブル』
関口由紀著／主婦の友社
『尿もれ・頻尿・残尿感を自力で治すコツがわかる本』
横山博美　監修／主婦の友インフォス
『ちょびもれ女子のための「あ！」すっきり手帖』
関口由紀著／主婦の友インフォス

Part 1

50代60代なら尿のトラブルはあって当たり前

50代60代なら尿のトラブルはあって当たり前！

尿のトラブルの中でも、50代60代でグンと増えてくるのが、トイレが近くなる頻尿や、尿もれの悩みです。

「自分だけではないか」と人知れず落ち込む方が多いのですが、じつは多くの女性が体験していること。若年層の30代でも3人にひとり、40代以上では4割強は尿もれがある、というデータもあります。

とくに、50代で閉経すると、いろいろな要因が重なってさらにトイレが近くなったり、尿もれしやすくなったりします。50代60代では頻尿や尿もれなどの悩みはあって当たり前なのです。

では、どんな場面で尿もれするのでしょうか。はじめての尿もれ体験でもっとも多いのは、「咳やくしゃみをしたとき」で9割近くにのぼります。次に多いのが、「重いものを持ち上げたとき」で4割強。3番目が、「トイレで下着をおろしたときに間に合わず」というケースで約4割。そして、「笑ったとき」が3割と続きます。

咳やくしゃみ、重いものを持ち上げるなど、急におなかに力を入れたときに尿もれする人が多いことがわかります。

また、急にトイレに行きたくなって間に合わなかった、という人も少なくありません。

適切な対処をせずにそのまま放置していると頻尿や尿もれの頻度が増してきますが、生活習慣をあらためることで改善できるので、早めにケアをしていきましょう。

どんな時に尿もれするの？

1位	咳・くしゃみをしたとき	89.4%
2位	重いものを持ち上げたとき	42.4%
3位	トイレで下着をおろしたとき、間に合わず	40.9%
4位	笑ったとき	30.5%

(2014年3月／女性131人／ユニ・チャーム調べ)

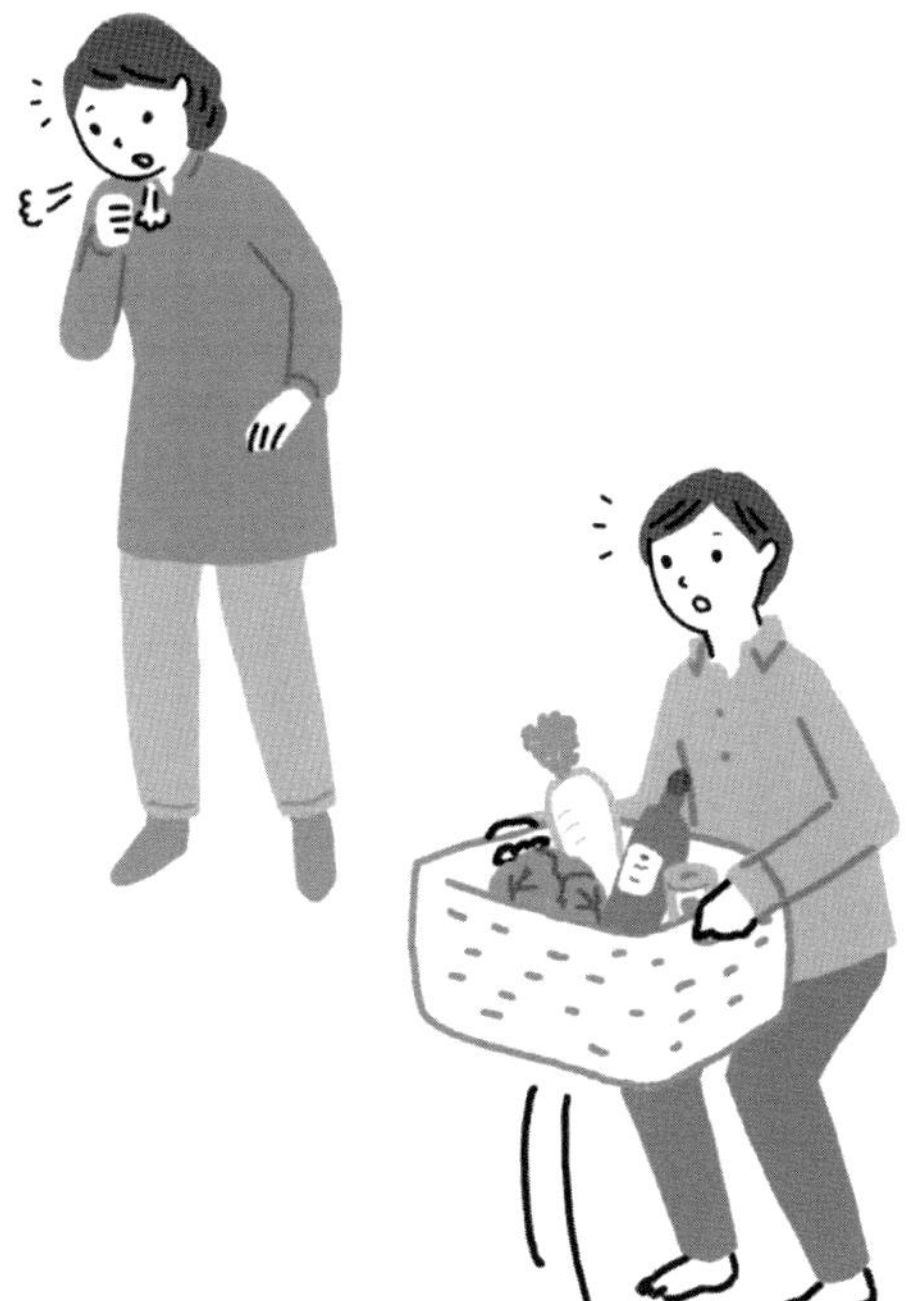

おなかに力を入れるともれるのは骨盤底のプレートが弱いから

咳やくしゃみなどでおなかに力を入れたときに尿がもれる状態を「腹圧性尿失禁」といいます。妊娠・出産をきっかけに始まることが多く、40代後半から増えていきます。

尿をためる膀胱と、尿の通り道である尿道、子宮、直腸は、筋肉や靭帯《じんたい》、筋膜でできた骨盤底というプレート（ハンモック）に乗っています。言い換えると、骨盤底プレートは骨盤の底で膀胱と尿道、子宮、直腸を支えながら、さらに、靭帯、筋膜を支点として筋肉が収縮させたりゆるめたりして、排せつをコントロールしているのです。

咳やくしゃみなどで腹圧がかかると、反射的に骨盤底の靭帯を支点に筋肉が収縮して尿道口が閉じます。蛇口がしっかり閉まるので、尿は出てきません。

ところが、骨盤底プレートが出産や加齢などで傷ついたり弱くなったりしていると、プレート全体がたるんでくるので、トイレが近くなってきます。また、腹圧がかかっ

骨盤底筋を横から見ると

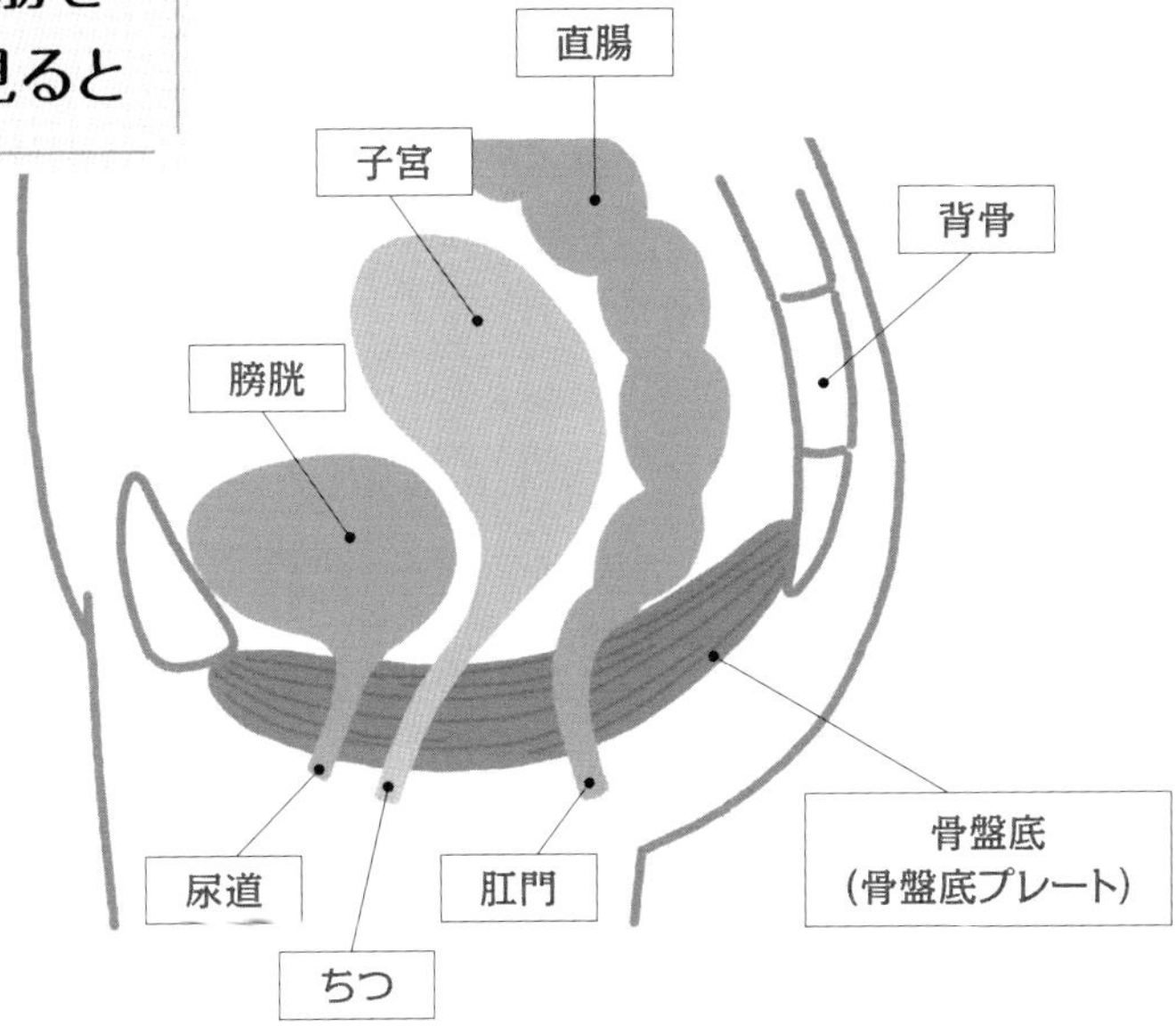

たときも、筋肉や靭帯がゆるんでいるため尿道の出口の蛇口がしっかり閉まらず、尿がもれてしまうのです。

また、尿が尿道の入り口にほんの少し入ると反射が起こり、膀胱が収縮して尿を押し出そうとしますが、ここで、尿道がしっかり閉まっていれば尿意は起こりません。ところが尿道周囲のパッキン（皮膚や皮下組織など）も弱くなっていると、尿が尿道に入りやすくなり、切迫尿意が出現し、もれにつながってしまいます。腹圧性尿失禁の人が高齢化してくると混合性尿失禁になりやすくなります。

おなかに力を入れるときにもれる場合は、骨盤底のプレートが弱くなっていることがおもな原因。でも、骨盤底筋トレーニング（94ページ）で7〜8割は改善します。

トイレがまんできないタイプはおもに過活動膀胱が原因

突然、がまんできない強い尿意（尿意切迫感）に襲われ、「トイレに間に合わない！」となってしまうタイプは、おもに過活動膀胱が原因です。トイレに行く途中やトイレに座る前にもれてしまうことがよくあります。

過活動膀胱は、膀胱に尿が少したまっただけで、膀胱が過剰に活動して排尿モードになってしまう状態です。

また、「蛇口から水を出したとき」や「水の流れる音を聞いたとき」、「ドアノブに触ったとき」などに急にトイレに行きたくなるという人も多いもの。これらも過活動膀胱によるもので、寒冷刺激などをきっかけとした反射で膀胱が過敏に反応して起こると考えられています。

膀胱の過剰反応で起こる突然の尿意や頻尿、尿もれについて、昔は「年をとればだれでも経験する症状」とされ、病気としては扱われず対処法も研究されていませんで

がまんできない尿意に襲われる、過活動膀胱

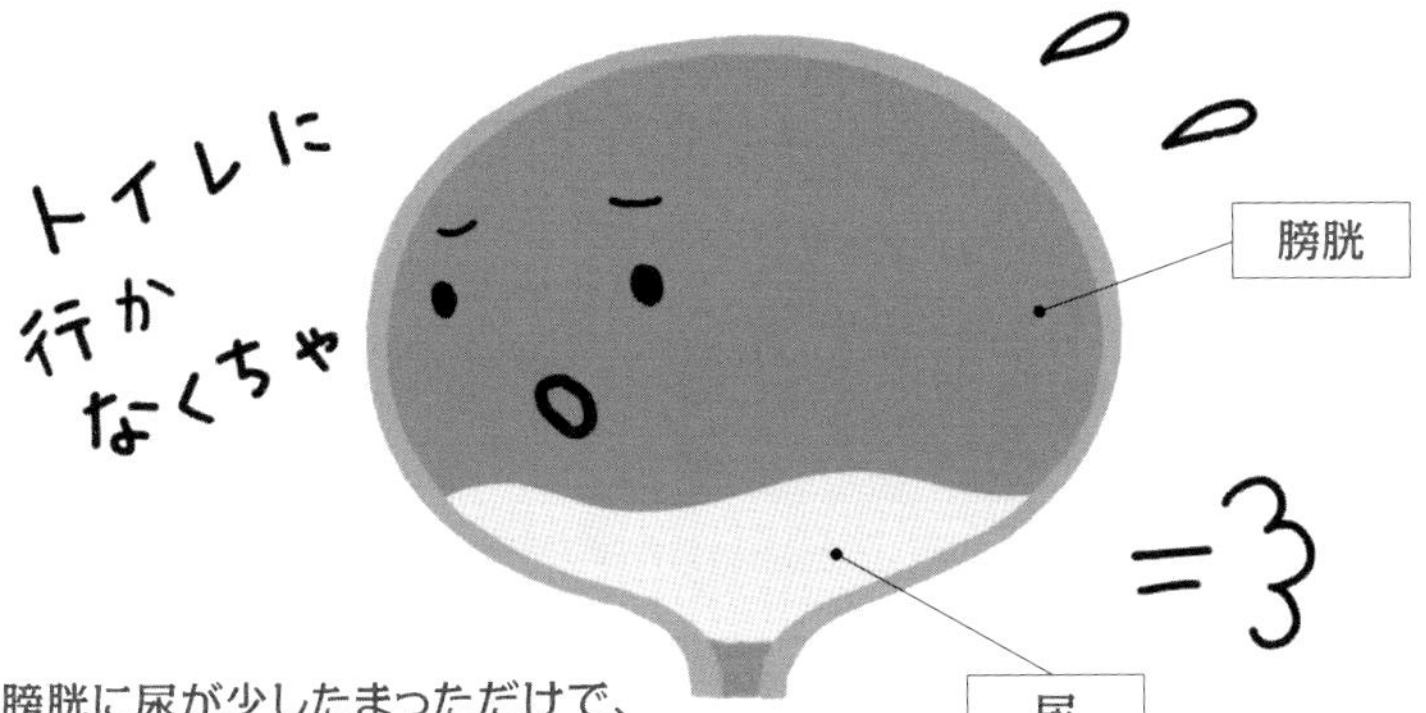

膀胱に尿が少したまっただけで、
トイレに行きたくなってしまう。

した。今では、「過活動膀胱」という病名がつけられ、治療薬もいろいろと登場しています。

過活動膀胱の原因はまだはっきりはわかっていませんが、多くは加齢や骨盤底のゆるみなどが関係していると考えられます。また、脳の血流の低下、背骨の障害、脳梗塞などを原因とする神経因性によって起こることもあります。

加齢や骨盤底のゆるみなどによる場合は、骨盤底筋トレーニングや膀胱トレーニング（98ページ）などのエクササイズによって、6～7割は改善することがわかっています。日ごろから骨盤底筋トレーニングで骨盤底の筋肉や靭帯を強化していれば、尿道の蛇口をピタリと閉めることができ、頻尿や尿もれを防ぐことができるのです。

50代60代からの「トイレが近い」は20代30代とどう違う？

20代、30代の頻尿や尿もれは、多くの場合、生まれつき骨盤底（筋肉や靭帯でできたプレート）が弱い人が妊娠・出産することによって骨盤底の靭帯や筋肉がより傷み、骨盤底筋もゆるんでしまうことで起こります。

40代では、全身の筋肉量の減少にともない、骨盤底の筋肉量も減ってきて、尿道の締まりが悪くなってきます。出産で骨盤底が傷んでいる人は、より筋肉の収縮力が弱まります。

50歳前後で閉経すると、女性ホルモンの急激な減少により、皮膚や皮下組織、筋膜などのハリや弾力がなくなるため、尿道周囲のパッキンもいっそうゆるんできます。その結果、膀胱が過剰に反応する過活動膀胱の傾向がある人は、年齢とともに頻度が増し、トイレが近くなってきます。

年齢を重ねるほど、４つの因子＝「体質」「出産」「筋肉量の減少」「閉経」が二重、

**加齢にともない
4つの因子で
トイレが近くなる**

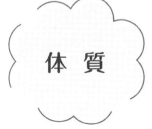

体質

筋肉量の減少

出産

閉経

三重に重なってくるため、50代60代ではトイレが近くなり、尿もれが起こるのは、むしろ当然ともいえます。でも、筋肉は、年齢にかかわらず鍛えることができるため、骨盤底筋トレーニングなどを続けていくことで改善できるのです。

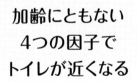

トイレが近い人は水分をとりすぎているケースも

「トイレが近くなってきた」

「夜中に何度も行きたくなる」

尿もれまではいかないけれど、自分は頻尿じゃないかしら？　と内心心配している方も多いようです。


1日に何回トイレに行ったら頻尿なのでしょうか。

日中は1日4～8回、夜間は1回以下なら正常範囲です。また、回数がこれより多くても、困っていなければ、あまり気にする必要はありません。

頻尿の原因には、前出の過活動膀胱のほかにもいろいろあります。

いちばん多いのが、水分のとりすぎによる「多飲多尿」です。最近は、脱水予防ということが盛んに言われるようになり、必要以上に水分補給をするためにトイレが近くなっているケースがしばしばみられます。

激しい運動をして汗をかく場合は別として、食事に含まれる水分以外に、1日2ℓ以上の水やお茶類を飲むのは水分のとりすぎです。夏場は2ℓ前後、春や秋は1・5ℓ前後、冬場は1ℓ前後を目安に飲むようにしましょう。それ以上飲むとどうしても尿の量が多くなり、頻尿になってしまいます。

どのくらい水分をとり、どのくらい尿が出ているのかわからない、という人は、排尿記録をつけることをおすすめします。

紙コップなどに目盛りを書いて、トイレに行くたびに尿の量をはかり、記録します。この記録を見ると、1日に何回トイレに行くのかがわかります。また、1回ごとの排尿量を合計すれば1日の排尿量がわかります。排尿量は日々変動するので、できれば2日間記録して、1日の平均を出します。

1日の排尿量が2ℓ以上の人は、水分のとりすぎですから、少し減らすように調節します。反対に1ℓ以下の人は、脱水ぎみと考えて、もう少し水分をとるようにします。

排尿量を1日1～2ℓの間にしておくのが、多飲による頻尿解消のポイントです。排尿量をはかるのはちょっと面倒、という人は、食事以外にどのくらい水分をとっているか、水やお茶を飲んだらそのつどメモして、合計してみてください。水分をとりすぎている人は、減らすだけでトイレの回数が減ってくるはずです。

水分過多でない場合の頻尿は、過活動膀胱などの可能性が

カフェインのない水や麦茶などで水分補給をしていて、1日の摂取量が平均1・5ℓくらいでも、やはり頻尿がある、というような場合は、水分過多や飲み物の種類が原因ではなく、過活動膀胱が疑われます。

このほか、腹圧性尿失禁と過活動膀胱が合体して起こる「混合性尿失禁」のケースも少なくありません。重症の尿失禁がみられるケースもあります。

軽い過活動膀胱の場合は、骨盤底筋トレーニング（94ページ）や膀胱トレーニング（98ページ）を続けると、かなり改善します。

最近では、1日1回服用する副作用のないさまざまな薬剤が出ています。市販薬を試してみるのもよいでしょう。クリニックで処方してもらって、試しに飲んでみる、というのもありです。毎日飲まなくても、外出するときに飲むだけでもOK。また、漢方薬なども効果的です（110ページ）。

このほか、過活動膀胱に関しては、2019年の4月から、膀胱のボトックス注射という治療法が登場。筋肉の動きを止める作用があり、膀胱に20カ所くらい注射すると、膀胱の反射が起きないので、膀胱の過剰反応を抑えられ、頻尿が改善します。

過活動膀胱と腹圧性尿失禁が重なっている混合性尿失禁の場合は、早めにクリニックに相談して治療を受けるとよいでしょう。

このほか、「膀胱痛症候群」という病気で頻尿になることもあります。これは、昔は「間質性膀胱炎」といわれていた病気で、膀胱に尿がたまると不快感や痛みがあるため、早く排尿したくなり、頻尿になるのです。過活動膀胱の場合は、もれそうでがまんできないのですが、膀胱痛症候群の人は、ためることもがまんすることもできるけれども不快で早く出したくなるのです。

過活動膀胱も膀胱痛症候群も、閉経後のGSM（皮膚や皮下組織の機能低下）（27ページ）や骨盤底障害（筋肉や靭帯の障害）によって悪化しますが、GSMが改善すると、どちらの症状もよくなります。GSMは、ちつやその周辺の保湿とマッサージ（106ページ）と骨盤底筋トレーニングで、かなり改善します。

骨盤底の筋肉は、「貯筋」できる！

ここまで、骨盤底の筋肉や靭帯が弱くなると、頻尿や尿もれにつながり、とくに閉経後から年齢が高くなるほど、トラブルも多くなることに触れてきました。50代60代は、トイレが近いのはむしろ当たり前なのです。

自分だけではない、みんなも悩んでいる……ということがわかったとはいえ、それで終わるわけにはいきません。トイレが近くて困った問題を解決するカギは、意識して骨盤底筋トレーニングをすることです。

「筋肉は裏切らない」とはよく言ったもので、尿道周囲の骨盤底筋群も、骨盤底筋トレーニングを続けることで、鍛えれば鍛えるほど強化され、機能がアップしていきます。筋肉は「貯筋」できるのです。

実際に尿もれのある方はもちろん、「トイレが近くなってきた」と感じ始めたときから早めに骨盤底筋トレーニングを始めると、筋肉量が減っていくスピードが遅くな

骨盤底筋トレーニングは裏切らない

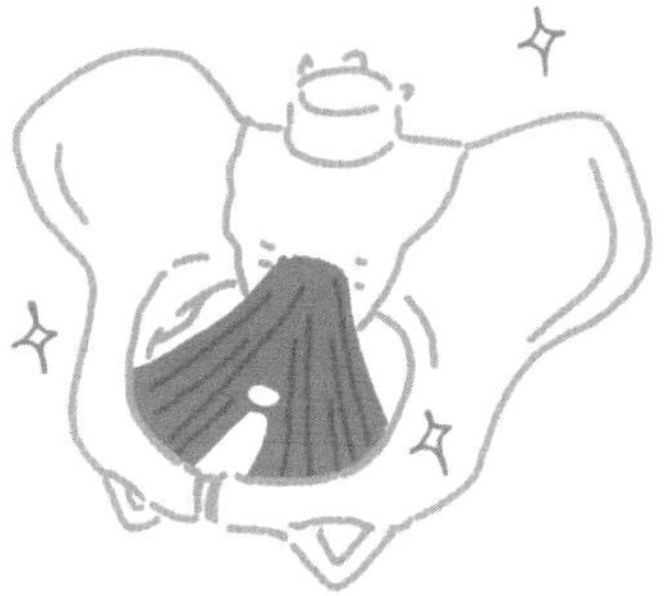

尿道周辺の骨盤底筋群は、鍛えれば鍛えるほど強化され、機能がアップしていく。

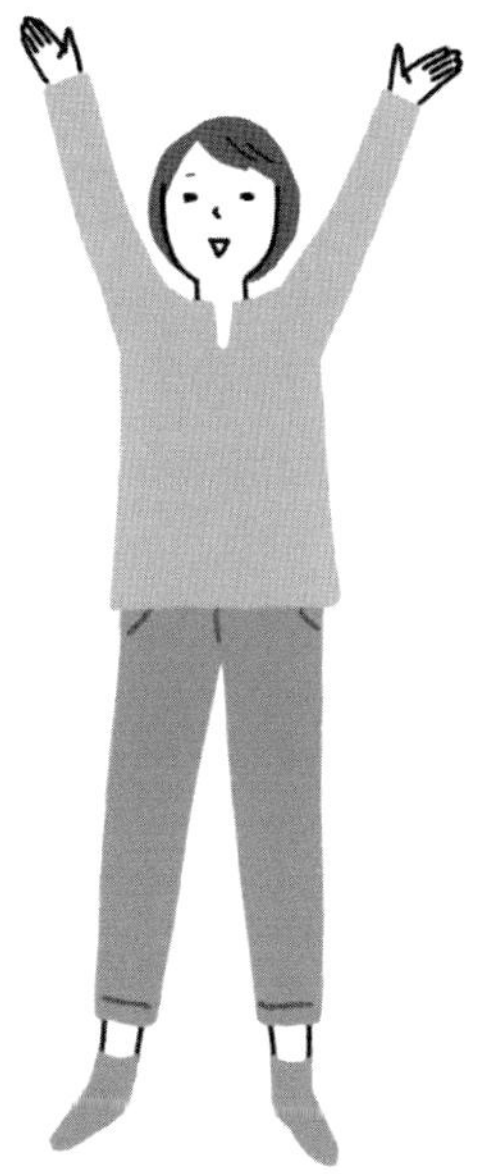

り、将来の尿もれを防ぐことも可能です。

骨盤底筋トレーニングは、骨盤底の筋肉を鍛えることが目的ですが、骨盤底周辺の血流がよくなるため、フェムゾーン（ちつと外陰）の皮膚や粘膜にもプラスに作用し、弾力も戻ってきます。

体を鍛えていると90歳になっても階段の上り下りや柔軟体操ができたりするのと同様に、骨盤底筋トレーニングを続けるだけで、90歳を過ぎても、オムツなしで生活できる可能性も大きくなります。

次の章からは、尿トラブルを自力で改善するさまざまな工夫をご紹介していきます。

閉経＝女性ホルモンの激減も尿トラブル悪化の要因です

体の断面を見ると、

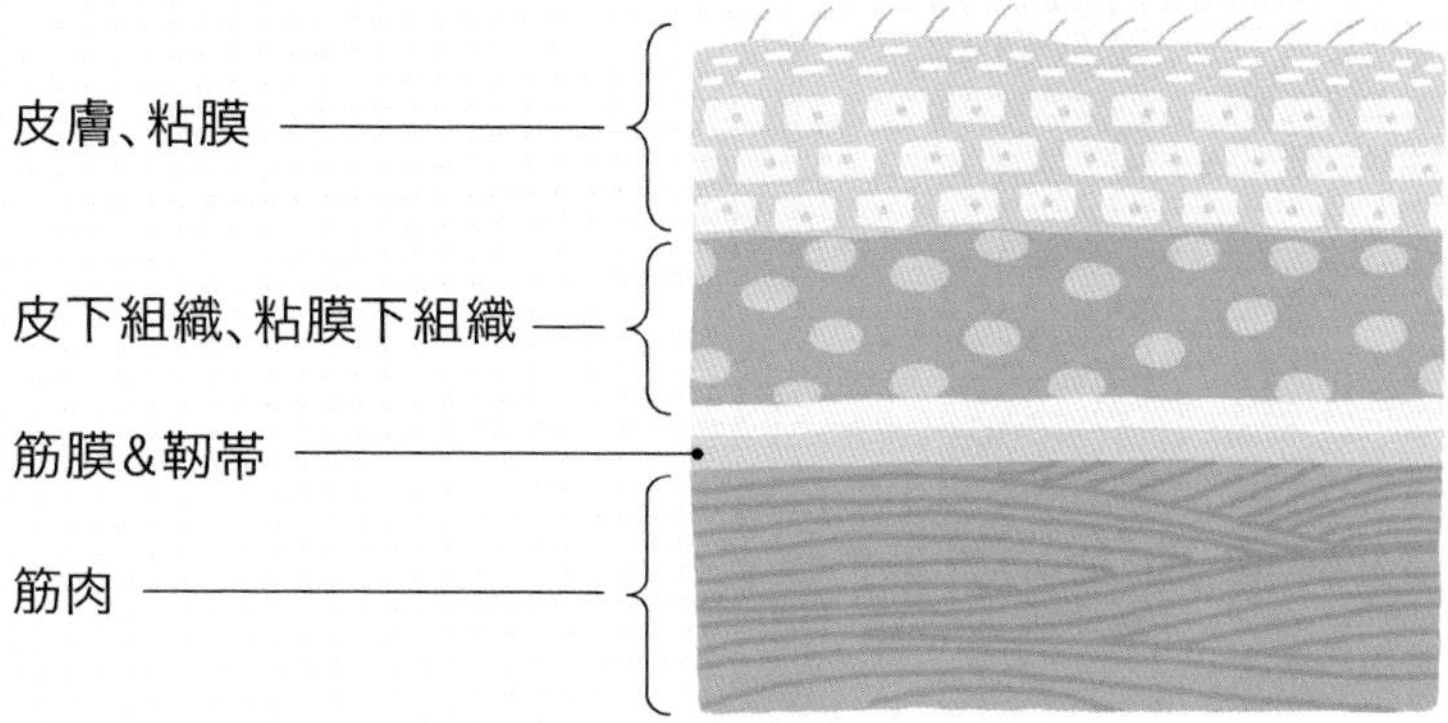

の４層構造になっています。

骨盤底の筋肉と靭帯、筋膜のトラブルをおもに「骨盤底障害」、皮膚と皮下組織、粘膜と粘膜下組織のトラブルをおもに「GSM」といいます。

骨盤底障害

骨盤底の筋肉や靭帯は年齢とともにおとろえ、出産でもかなり損傷します。出産後は回復しますが、完璧に元どおりにはなりません。そのまま放置すると骨盤底が不安定になり、筋肉や靭帯がゆるんで、トイレが近くなったり、尿もれが起きたりします。

COLUMN

GSM
(閉経関連尿路生殖器症候群)

閉経などにより女性ホルモンが減少することで起こる排尿、生殖器関連トラブルのこと。GSMは2016年から導入された新しい考え方です。

閉経とともに女性ホルモン(エストロゲン)が急激に減ってくると、全身の皮膚や皮下組織、粘膜や粘膜下組織のハリや弾力が失われ、機能が低下してきます。そのため、骨盤まわりのフェムゾーン(ちつと外陰)でも、ちつが乾燥して潤いが不足したり、かゆみや性交痛が起きたりします。

ひと昔前までは、ちつの乾燥などのトラブルには「萎縮性膣炎」という病名がつけられていましたが、近年では、性交痛や陰部のかゆみなども含めて、閉経にともなう女性ホルモンの減少で起こるフェムゾーン(ちつと外陰)の機能低下はすべてGSMと呼ばれるようになりました。

また、閉経後に起こる、トイレが近い、夜中に何度もトイレに行くといった頻尿や、尿もれ、再発性膀胱炎などの排尿トラブルも、GSMの一症状として扱われます。

なお、GSMがあると皮膚や粘膜、皮下組織だけでなく、骨盤底の筋肉や靭帯も弱くなり、骨盤底障害が悪化するといわれています。

もともと骨盤底の調子が悪い人や、過活動膀胱ぎみだった人は、閉経後は女性ホルモンの減少で症状がさらに悪化してきます。

こんな場合でも、定期的な保湿と骨盤底筋トレーニングを行うと、かなり改善が期待できます。

排尿のメカニズム

膀胱にたまった尿が出てくるまでのしくみ

腎臓で絶え間なくつくられている尿は、左右の尿管から少しずつ膀胱に送られてきます。膀胱は伸び縮みする筋肉でできていて、ためられる尿の量は、およそ300〜500mℓ程度です。

尿が300〜400mℓほどたまって満タンに近づいてくると、膀胱の内圧が急上昇します。すると、膀胱の壁がグーンと伸びて、壁に存在するセンサー（伸展受容器）が刺激されます。この刺激が「尿がたまったよ〜」という信号となって、脊髄から脳幹、大脳皮質を経由して脊髄にある排尿中枢に伝わります。

大脳で「排尿せよ」との指令が出ると、膀胱の蛇口ともいえる尿道括約筋がゆるみ、尿が尿道内に入ります。すると膀胱の排尿筋が自然に収縮して尿が排せつされます。

ふつうは、膀胱に尿が一定以上たまるまで膀胱内の圧力（膀胱内圧）が変化しないため、膀胱のセンサーは働かず、尿意を感じません。

ところが、頻尿や尿もれといった症状は、尿が少ししかたまっていなくても、膀胱のセンサーが過敏に反応して、「尿がたまったよ〜」という刺激が大脳、脊髄に伝わってしまうことで起こります。このとき、尿道の筋肉がしっかり締まっていればもれを防げますが、骨盤底の筋肉や靭帯が弱く、尿道括約筋が無意識のうちにゆるんだり、膀胱の排尿筋が異常収縮すると、もれてしまいます。

尿が出る しくみ

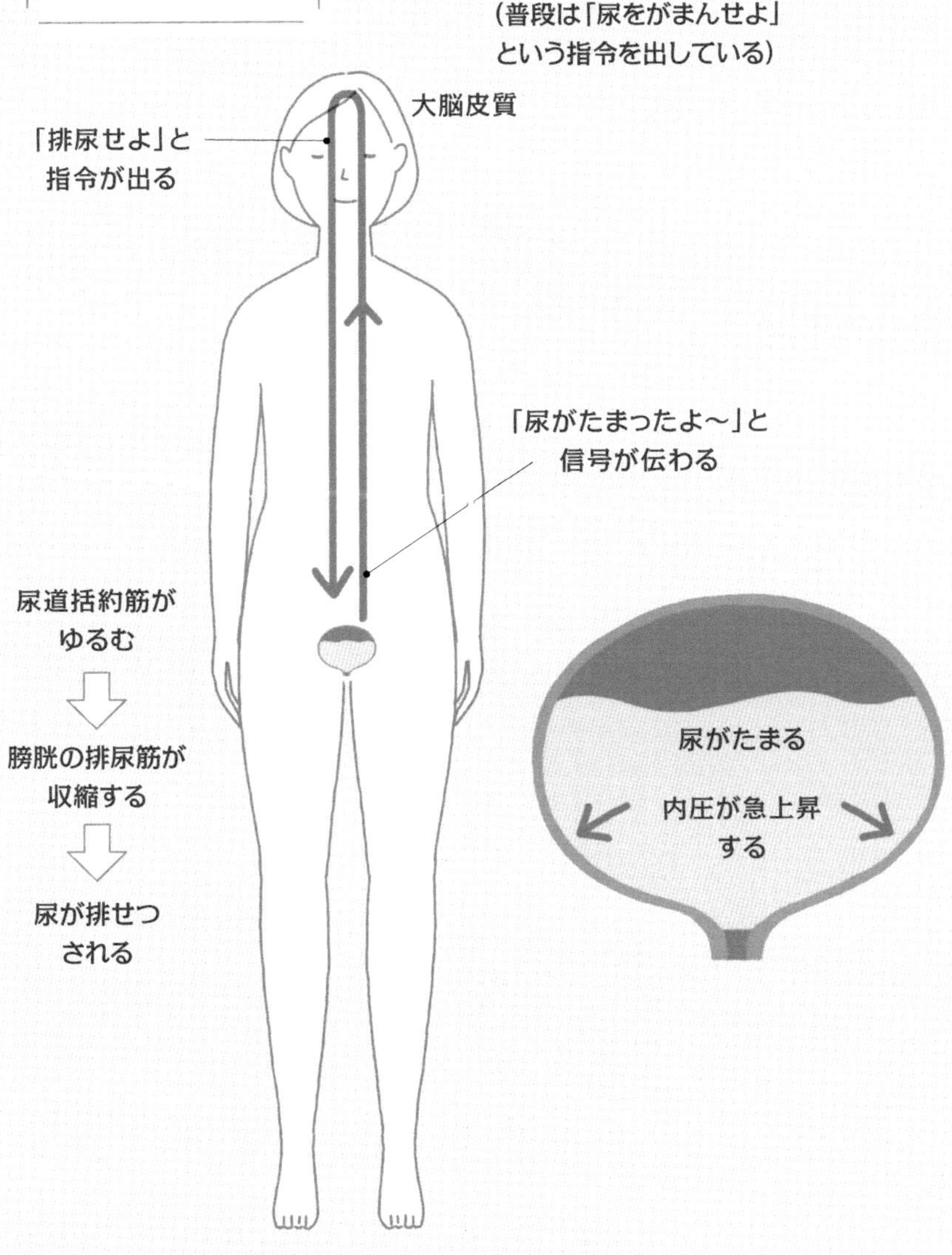
（普段は「尿をがまんせよ」
という指令を出している）
大脳皮質
「排尿せよ」と
指令が出る
「尿がたまったよ～」と
信号が伝わる
尿道括約筋が
ゆるむ
膀胱の排尿筋が
収縮する
尿が排せつ
される
尿がたまる
内圧が急上昇
する

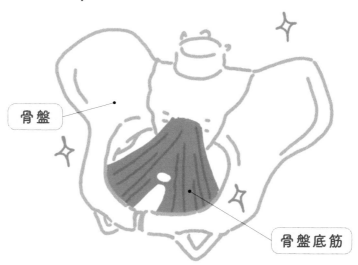

骨盤の底で膀胱と尿道、子宮、直腸を支ながら、筋肉や靭帯、筋膜を収縮したりゆるめたりして、排せつをコントロールしている。

Part 2

間に合わない！ピンチのときのこの一手

姿勢を正して、尿もれを防ぐ！

・骨盤の向きが変わる
・膀胱に余裕ができる

腹圧がかからない姿勢にしよう

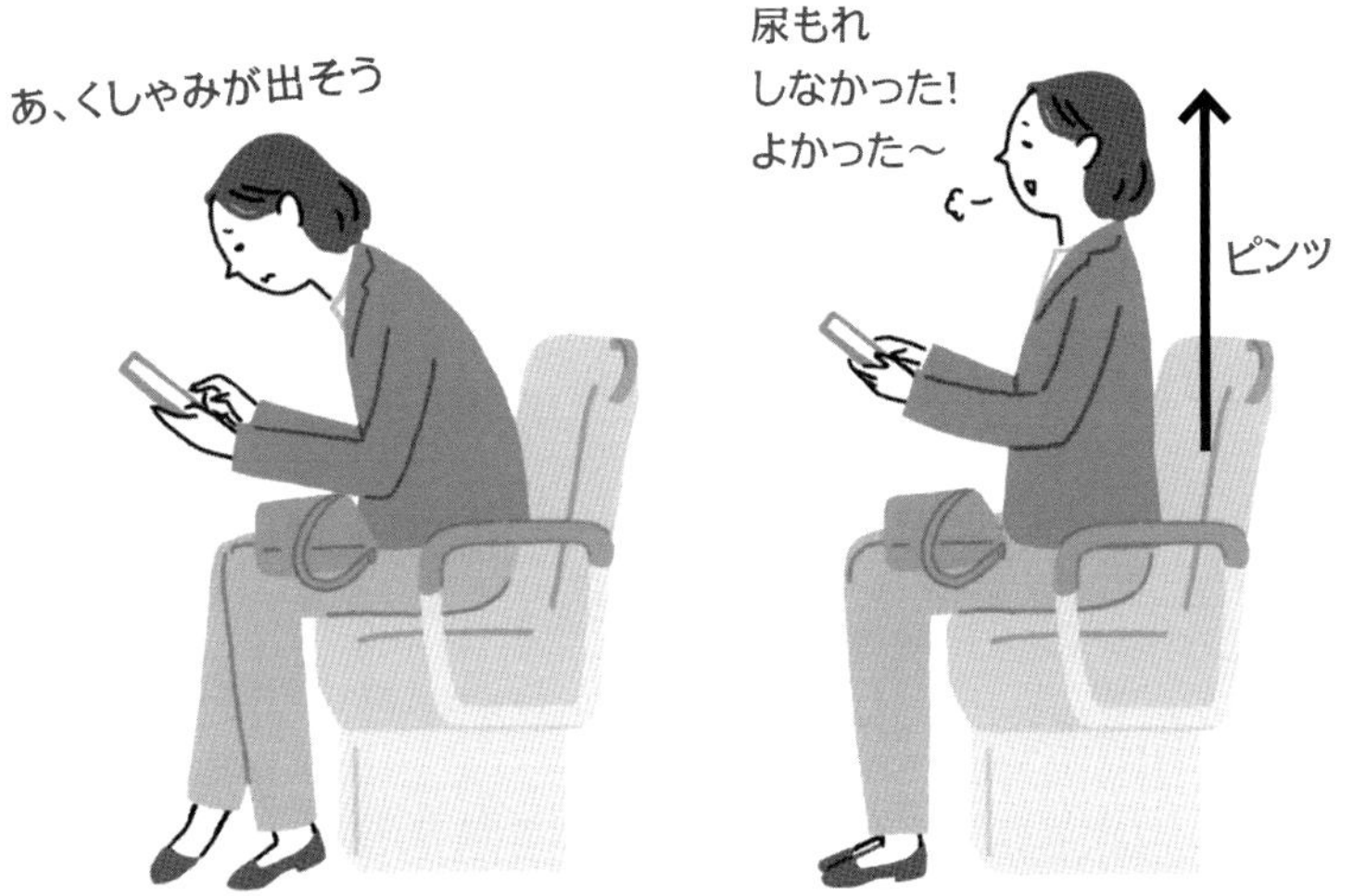
あ、くしゃみが出そう
尿もれ
しなかった!
よかった〜
ピンッ

「あ〜、くしゃみが出る!」
こんなとき、即座にピンチを切り抜けるには、まず、背筋をピンと伸ばして姿勢を正してみてください。

それだけで、骨盤の向きが変わるため、腹圧がかからなくなって骨盤底への圧力が弱まり、尿もれを防ぐことができるのです。

普通、尿が満タンになるまで、脳は膀胱の収縮を抑えていて尿はもれません。膀胱に尿がいっぱいになると、脳から「排尿せよ」という指令が出て、尿道の筋肉がゆるみ、膀胱の筋肉が収縮して自然に尿が出てきます(排尿に腹圧はいりません)。

ところが、ちょっと運動をしたり、重いものを持ったりするだけで、腹圧がかかるため、膀胱が圧迫され、尿道周囲の骨盤底筋群が弱まっていると、尿意がないのに尿がもれてしまう人がいます。これが腹圧性尿失禁です。

姿勢を正して骨盤の向きを変えるだけで腹圧が減り、尿もれしにくくなります。

尿道の出口を下着の上から押さえる

・外から押さえて尿をせき止める
・同時にちつと肛門をキュッと締める
・尿意が去ってからトイレに行く

ダイレクトに尿をせき止める

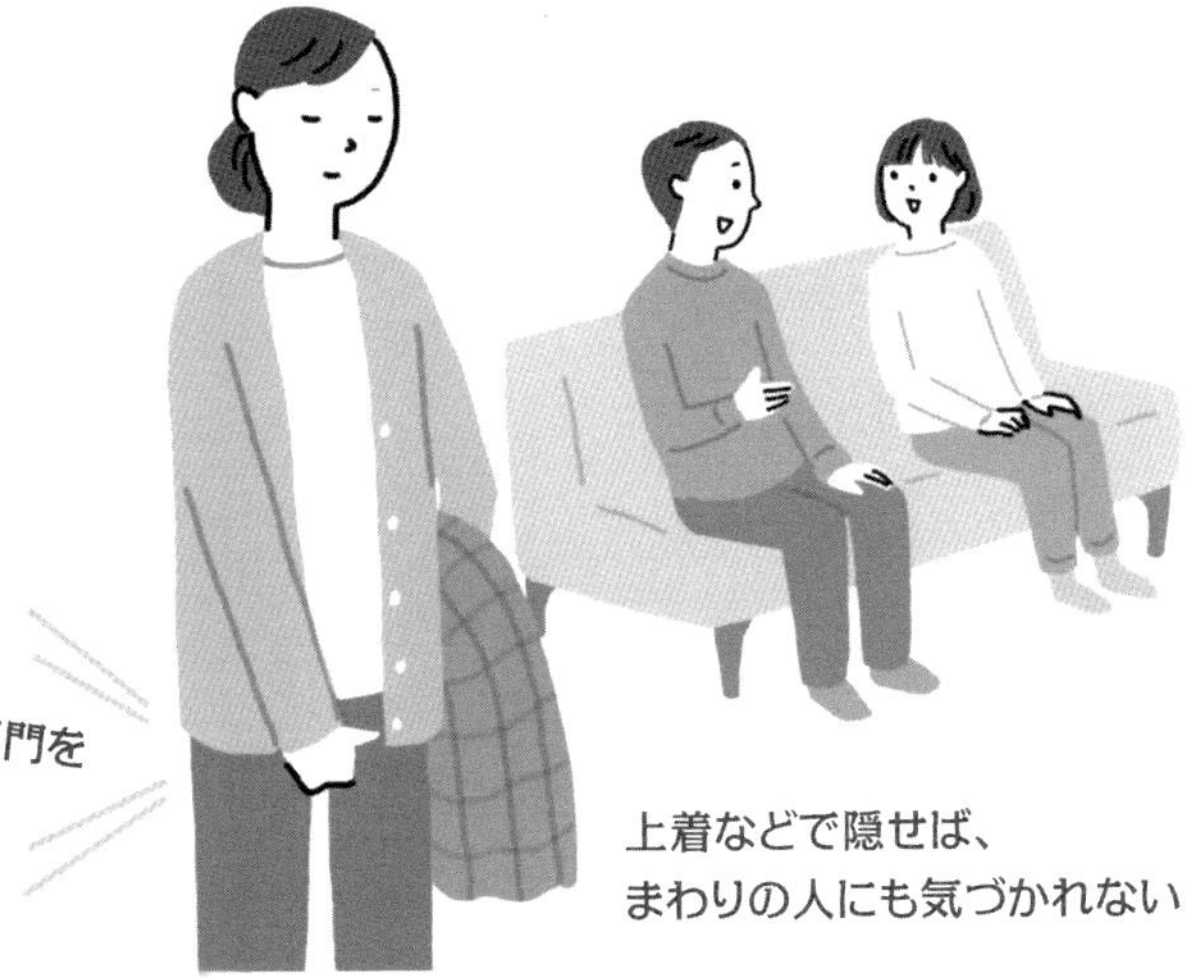
同時にちつと肛門をキュッと締める
上着などで隠せば、
まわりの人にも気づかれない

「もれそう！」というときの即効テクニックがこれ。ズボンやスカートの上から尿道の出口を押さえます。尿道のまわりの皮膚や皮下組織を寄せ集めるようにして押さえてもよいでしょう。

人前ではちょっと無理でも、家の中ではすばやくできて、もっとも簡単！

「家族の前でも恥ずかしくて無理！」という方は、片手で上着などを持ち、押さえた手を隠せば目立ちません。

骨盤底筋群が締まらなくなってもれるので、尿道を押さえてせき止めるのです。

押さえたあと、すぐにトイレに駆け込まず、「ちつと肛門をキュッと締め、上方向にグッと持ち上げる」ようにするのがコツです。これは、骨盤底筋トレーニングの基本で、骨盤底筋群が収縮して、尿をせき止めます。また、キュッと締めることで信号が脊髄に伝わり、「会陰排尿筋抑制反射」が起こり、膀胱をリラックスさせるため、尿意がおさまります。「最大尿意」を逃がして、しばらくしてからトイレに行きましょう。

座っていたら脚を組む
立っていたらしゃがむ

- 尿道が曲がって尿の通過が止まる
- 同時にちつと肛門も締める

一瞬で尿意を止める方法

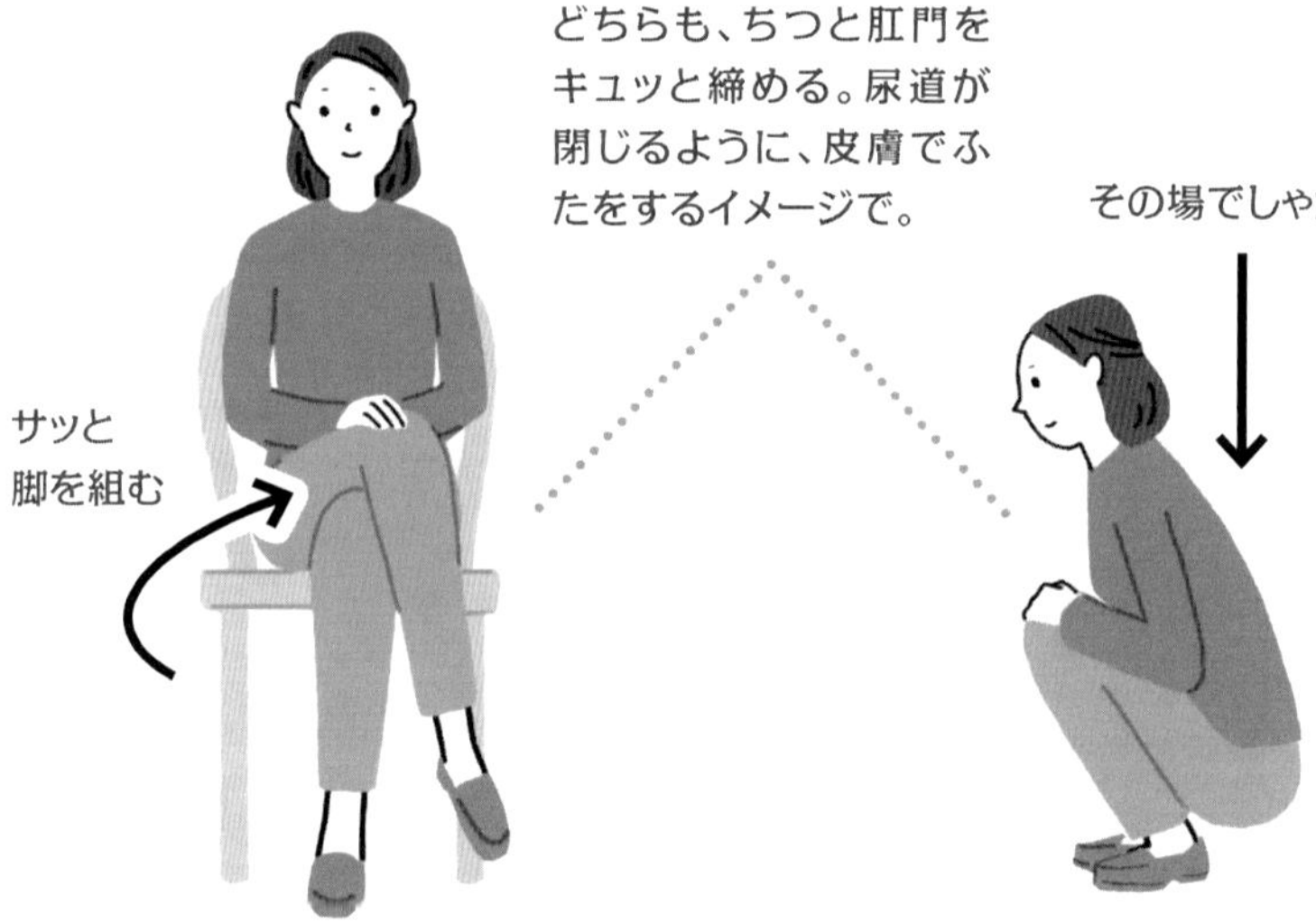
どちらも、ちつと肛門をキュッと締める。尿道が閉じるように、皮膚でふたをするイメージで。
その場でしゃがむ
サッと脚を組む

「ズボンの上からでも、股を押さえるなんて、人前では絶対無理!」

ごもっともです。

では、応用編をご紹介しましょう。

職場でも、電車の中でも、家庭でも、どこにいても一瞬でできる簡単な方法があります。

椅子に座っているときなら、サッと脚を組みましょう。

立っているときや歩いているときには、その場でしゃがみます。

こうすると、尿道が曲がって尿の通り道がふさがり、尿の通過がストップします。前項にある、尿道の出口を下着の上から手で押さえるのと同じ効果があります。

脚を組むときも、その場でしゃがむときも、どちらの場合も、尿道が閉じるように、ちつと肛門をキュッと締めると、より効果的です。皮膚でふたをするようなイメージです。

手のひらをおなかにあてて丹田を温める

- 骨盤の中の血流がよくなる
- 自律神経のバランスが整う
- 膀胱の異常収縮が起きにくくなる

膀胱を温めて、正常な働きに

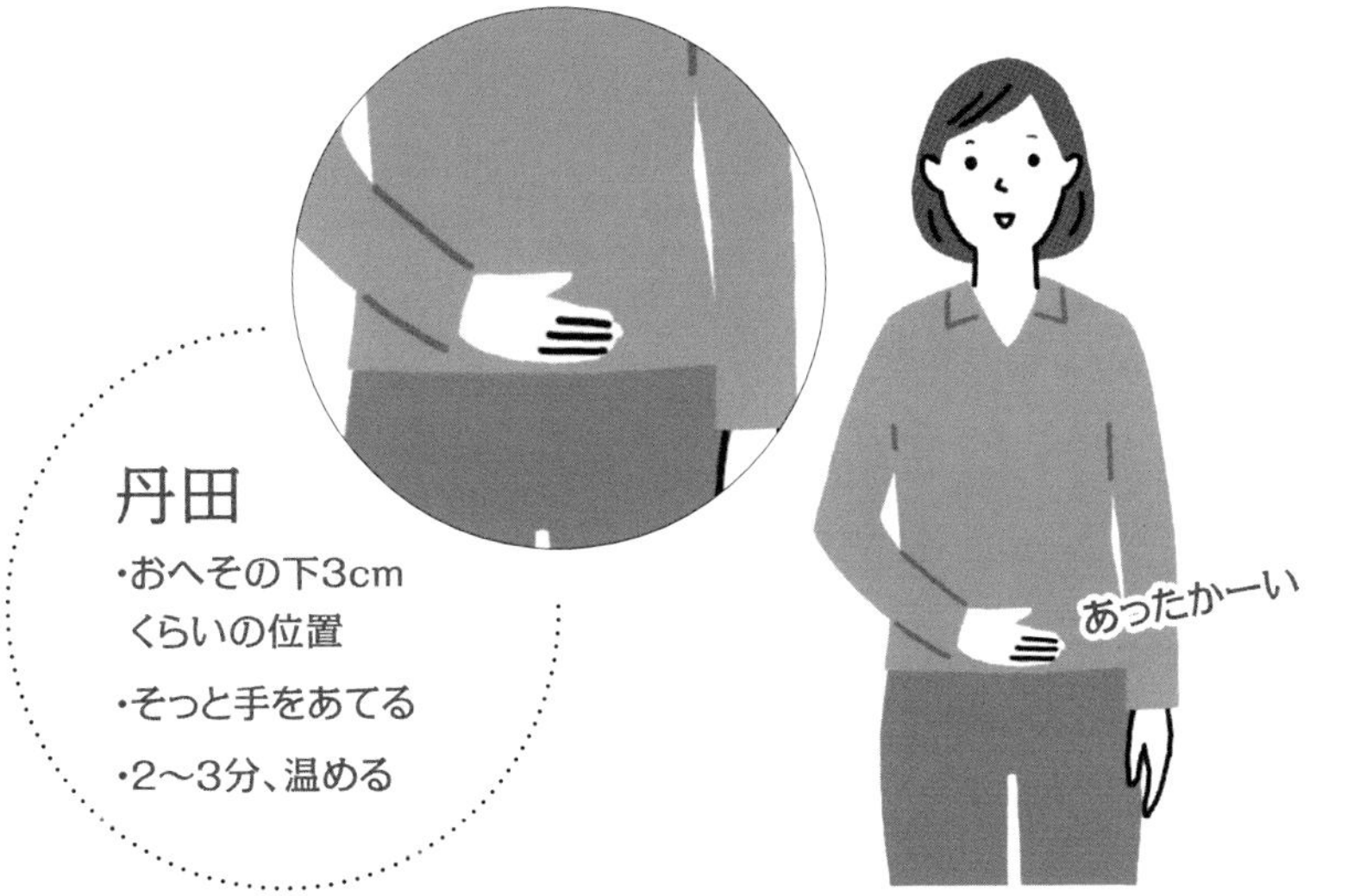
丹田
・おへその下3cm
くらいの位置
・そっと手をあてる
・2〜3分、温める
あったかーい

昔から、へそ下3㎝の位置にある「丹田《たんでん》」は気(エネルギー)の源として重視されてきました。武道家などが気合を入れるときに意識を集中し、力をこめる場所です。

丹田の内側には、膀胱や子宮など、骨盤の中の臓器や大動脈、腸などが集合しています。丹田を中心に温めることで、これらの臓器の血流がよくなり、自律神経のバランスも改善します。膀胱の異常収縮が起こりにくくなり、頻尿や尿もれの改善につながります。

「もれそう!」と感じたら、背筋を伸ばして、丹田(おへその下3㎝くらいの位置)にそっと手をあてて2、3分温めると、不思議と尿意が消えていきます。手のひらを軽く回転させてソフトマッサージをするのもよいでしょう。このとき、下腹部を圧迫すると尿が出そうになるので、軽くあてるようにするのがコツです。

トイレが近くていつも困っている人なら、前もって下腹部にカイロを貼って丹田を温めておき、急な尿意が起こらないように予防するのも一案です。

遠慮しないで「トイレに行きます」と言う

・トイレに行きたくないときに無理やり出すのは、頻尿の原因に
・トイレに行きたくなったときに行く習慣を

トイレに行きたいときに行ける環境がベスト

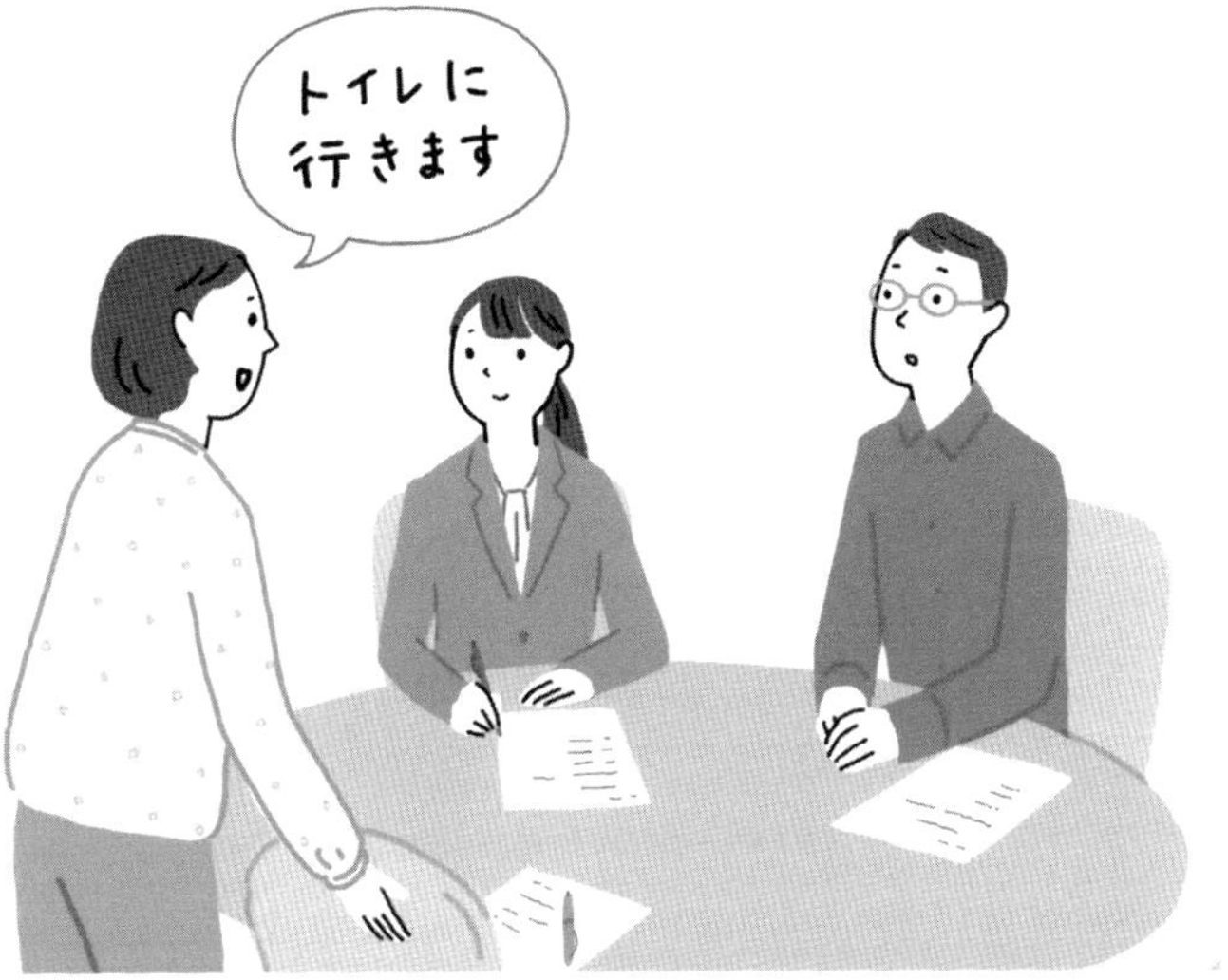

日本の50代、60代の女性たちは慎み深い人が多く、人前ではなかなか「トイレに行きたい」と言わないようです。会議の席や飛行機の中で行きたくなると困るから事前にトイレに行っておく、という人も多いもの。

でも、まだトイレに行きたくないときに無理やり出すのは、頻尿を悪化させる原因に。膀胱に尿が少ししかたまっていないのに、「たまったよ〜」という信号を強く出すようになってしまい、尿をためられなくなってしまうからです。

膀胱に尿をしっかりためることを習慣づけ、トイレに行きたくなったそのときに、まわりに遠慮せず躊躇《ちゅうちょ》なく、「すみません、トイレに行きます！」と言って席をはずしましょう。

そうすれば、がまんしすぎてもれてしまうこともなくなります。

50歳以上の女性が増えている今、頻尿やちょいもれは皆の共通課題。「トイレへ！」と席を立つことが当たり前の空気をつくって、50代以降を楽しく過ごしたいものです。

トイレに行きたくなったら…

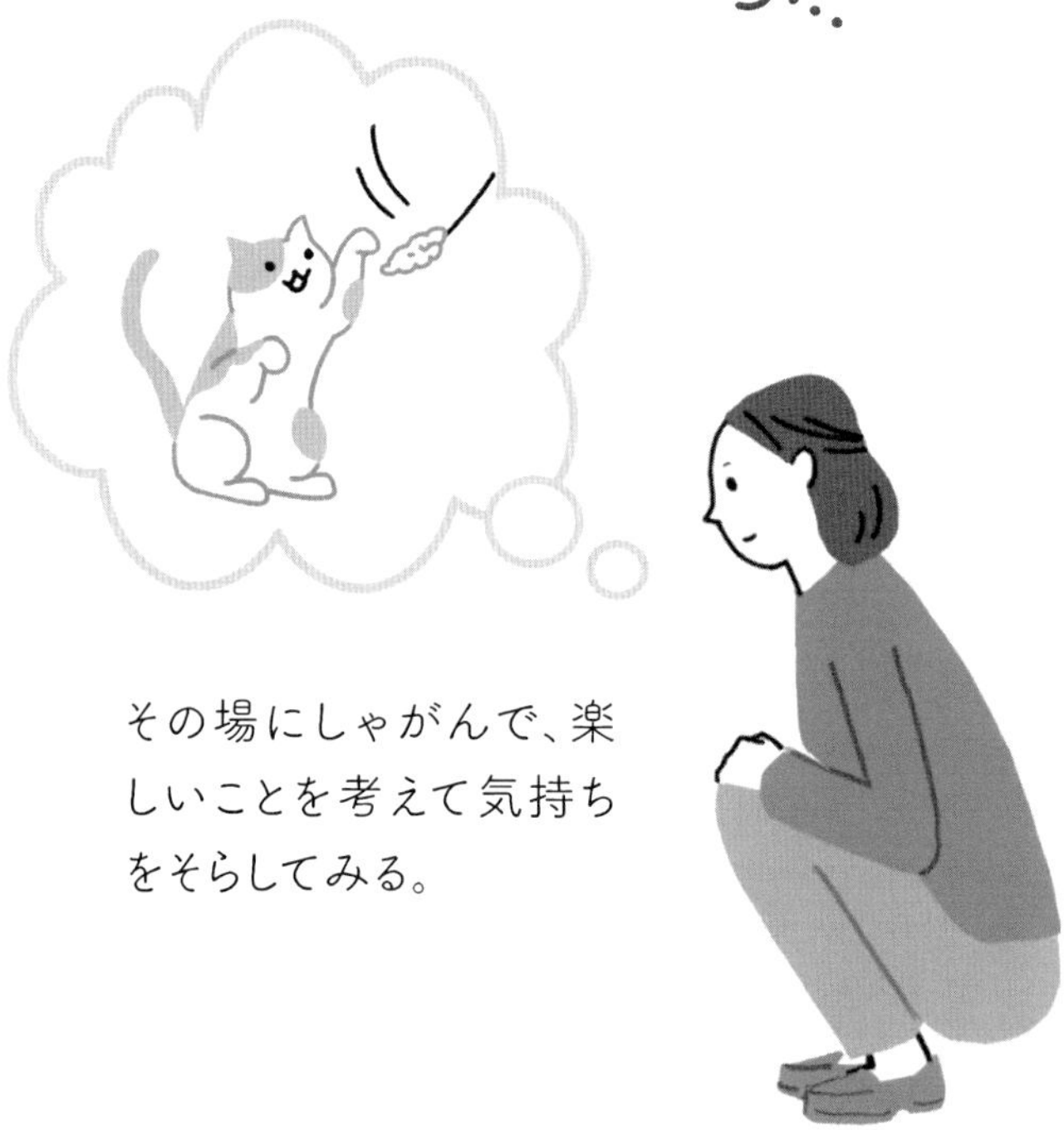

その場にしゃがんで、楽しいことを考えて気持ちをそらしてみる。

Part 3

外出でトイレに行きづらい日のアイデア

骨盤底筋トレーニングは外出先でもできる

- 骨盤底筋トレーニングはどこでもできる
- 電車の座席ではひざを開かず、太ももをくっつけて座る
- 目的地まで大またで歩いて、インナーマッスルを強化

大また&速足で歩こう

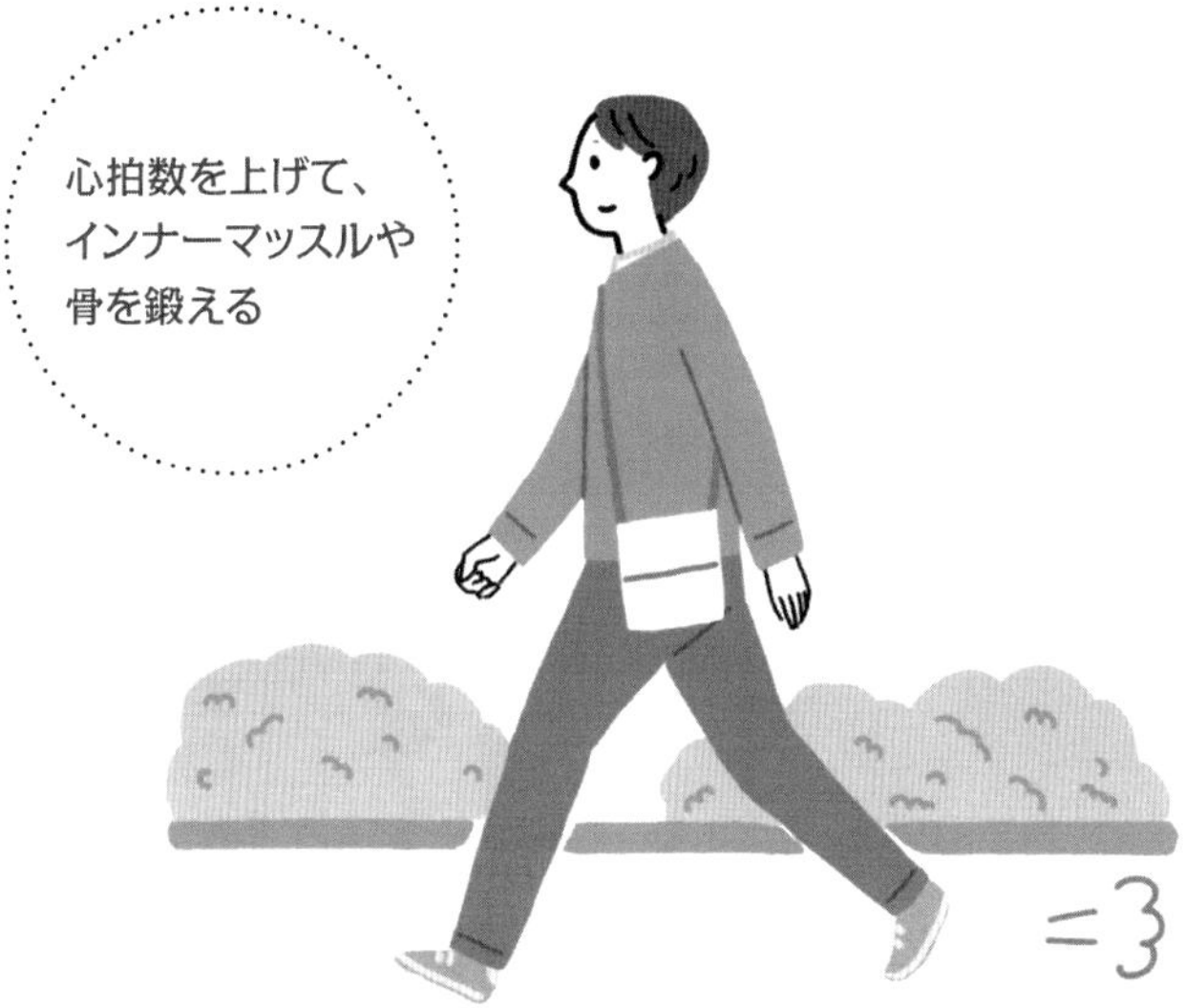
心拍数を上げて、
インナーマッスルや
骨を鍛える

骨盤底筋トレーニングは、部屋の中でだけ行うもの、と思ったら大間違い。外でも、どこでもできるトレーニングです。

外出時も、電車やバスでの移動中は、骨盤底筋トレーニングを行う絶好のチャンス！　座っていても立っていても、ちつと肛門をキュッと締め、グッと上に持ち上げて、尿道が締まる感覚を繰り返し練習しておきましょう。外出先で不意に尿意を感じたときにも、とっさに尿道をキュッと締めれば、もれを防ぐことができます。

乗り物の中で座っているときは、背筋を伸ばして、ひざと太ももをピタリとくっつけるようにします。こうすると、骨盤底筋と協調して動く内またの筋肉（内転筋）も鍛えられて、骨盤底全体の強化に役立ちます。

最寄り駅や目的地まで歩くときには、大また、速足で歩きましょう。1日に最低30分、できれば40分以上、心拍数を上げる運動をすると、骨盤底の筋肉を含むインナーマッスルや骨を強化できます。

もれる量に合わせてパッドを選ぶ。微量なら10cc以下のタイプを

・微量なら、3～10ccタイプを
・もれる量がわからないときは、使用したパッドの重さをはかって逆算

吸水パッドをはじめて使ったきっかけ

長時間の用事があるとき	39.3%
かぜをひいたとき	34.0%
体調をくずしたとき	30.4%
旅行のとき	25.2%

ユニ・チャーム調べ（2014年3月／131人）

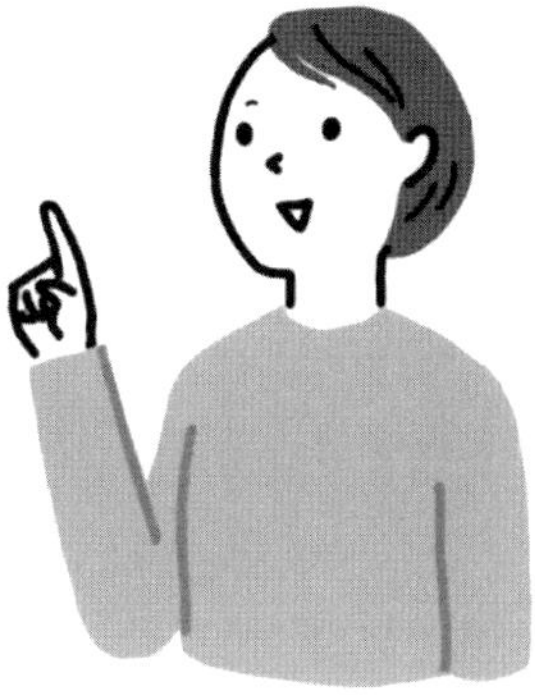

吸水パッドを購入するとき、約9割の人が吸水量を目安に選んでいます（ユニ・チャーム・2015年のアンケートより）。

市販の吸水パッドは、吸水量が3〜10ccの微量用、15〜30cc前後の少量用、50cc前後の中量用、70〜300cc程度の長時間用まで幅広くそろっています。300ccまでショーツに貼れる薄型タイプの商品があり、服のシルエットにもほぼ影響なく使えます。

成人の尿の量は、平均して1回200〜300ccですから、300ccの吸水パッドなら全部もれても大丈夫です。

また、同じ吸水量の商品でも、肌の弱い人用や消臭力を強化したもの、薄さやコンパクトさを追求したものなど、いろいろな機能がプラスされているのでニーズに合わせて選べます。

微量なら3〜10cc程度のものを試しに使ってみます。それより多いときには、20〜50cc程度のものを。もれている量がわからない場合は、次の項目を参照ください。

もれている量を知るには?

使用済みパッドと未使用品の
重さをはかり、
その差を目安に選びましょう。

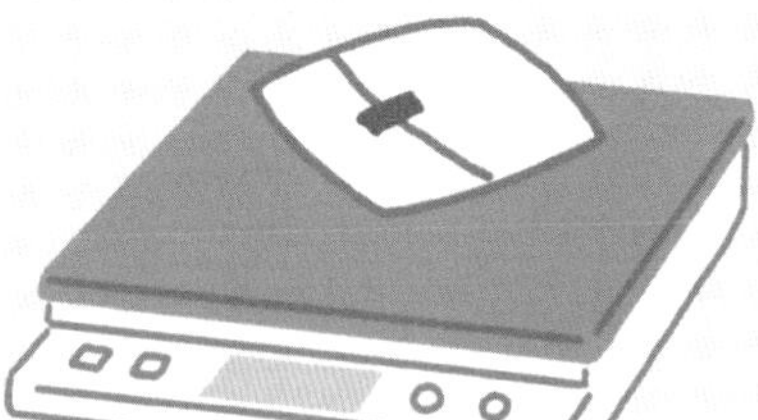

1

まず、キッチンスケールと吸水パッドを用意し、未使用品のパッドの重さをはかる。スケールは、グラム単位ではかれる細かい目盛りつきのものがベスト。

COLUMN

2

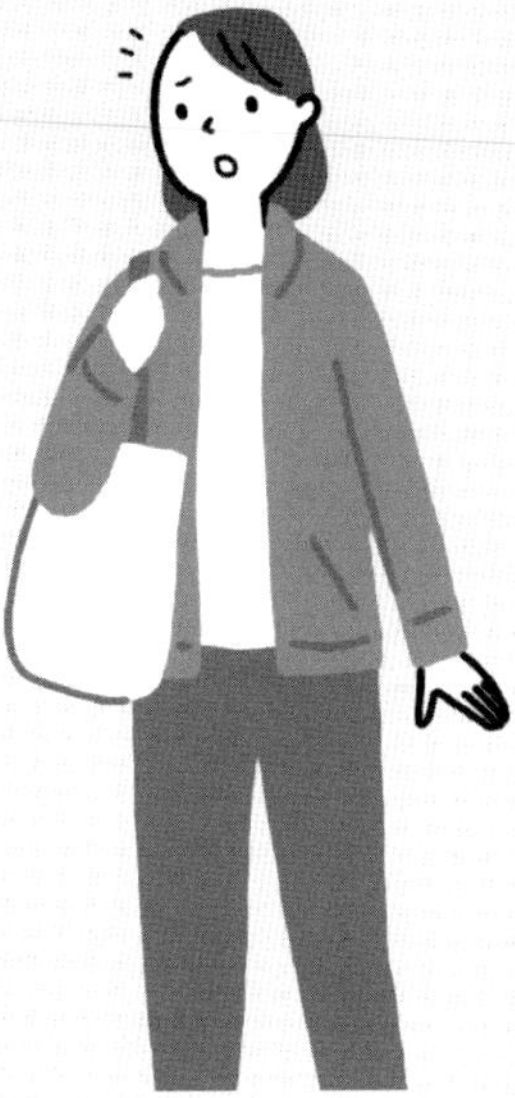

パッドをショーツに装着し、尿もれを感じたら、パッドをはずしてキッチンスケールではかる。パッドの汚れが気になるときは、ラップで巻いてもOK。

3

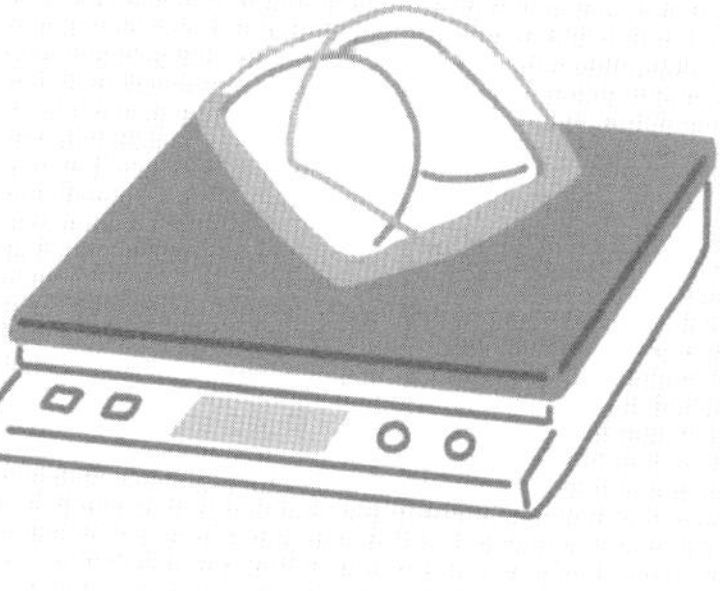

使用済みのパッドの重さから未使用品の重さを引き算する。尿1g=1cc。その差が15gなら、15ccもれた計算に。

4

何回か繰り返して、いちばん多かった量を目安にしてパッドの容量を選択する。尿がもれたらパッドは交換する。

生理用ナプキンで代用するのはNG！

・生理用ナプキンは血液を吸収
・吸水パッドは水分（尿）を吸収

見た目は似てるけど、中身は違う！

吸水パッド

赤ちゃんのオムツに使われる高分子ポリマーで、尿を瞬時にしっかりキャッチするため、肌はさらさら。体圧がかかっても、じわっとにじみ出す心配なし。においの心配もない。

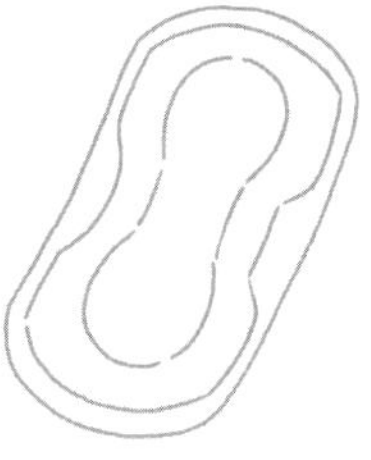

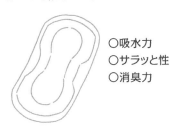

○吸水力
○サラッと性
○消臭力

生理用ナプキン

生理用ナプキンは、血液を吸収するためのもの。尿ケアに使うと、ナプキンの表面に水分が残り、肌がベタベタして不快に。皮膚のかぶれやかゆみ、においもれの原因にも。

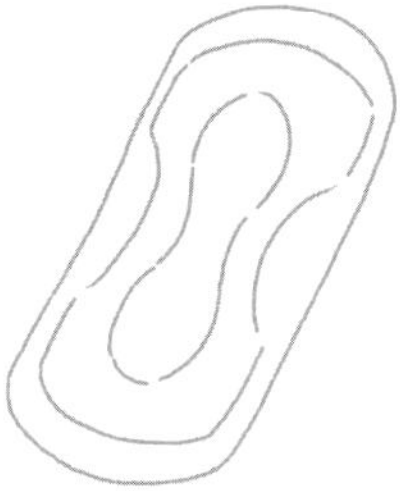

×吸水力
×サラッと性
×消臭力

（ユニ・チャーム調べ）

尿もれがある人の7割は、パッドを使って対処しています。ただ、そのうち半数以上が、生理用のナプキンやライナーで代用していて、尿ケア専用の吸水パッドを使っているのは半数以下（ユニ・チャーム調べ）なのです。

でも、最近の吸水パッドは、パッケージもコンパクトになり、生理用品感覚で買いやすくなりました。「レジに商品を出すのが恥ずかしい」という人は2012年には3割強でしたが、2020年は2割に減っています。

では、生理用品で代用するのはなぜダメなのでしょうか。それは、血液と尿では成分がまったく異なるからです。尿は水分が主体なので、水分をしっかり吸収して固める「吸収力」、肌に逆戻りしない「サラッと性」、尿のアンモニア臭を消す「消臭力」が不可欠です。吸水パッドはこの3つがそろっているので、肌がかぶれにくく、においも閉じ込めます。生理用品は水分の吸収・保水力が弱いため、尿の成分で肌がかぶれたりにおいがもれたりすることも。やはり専用の吸水パッドを使いましょう。

吸水パッドは水分を吸収して
においを閉じ込める

・瞬間的に吸収して逆戻りしない構造
・ライナータイプはおりものもＯＫ

高分子ポリマーの網目がすごい

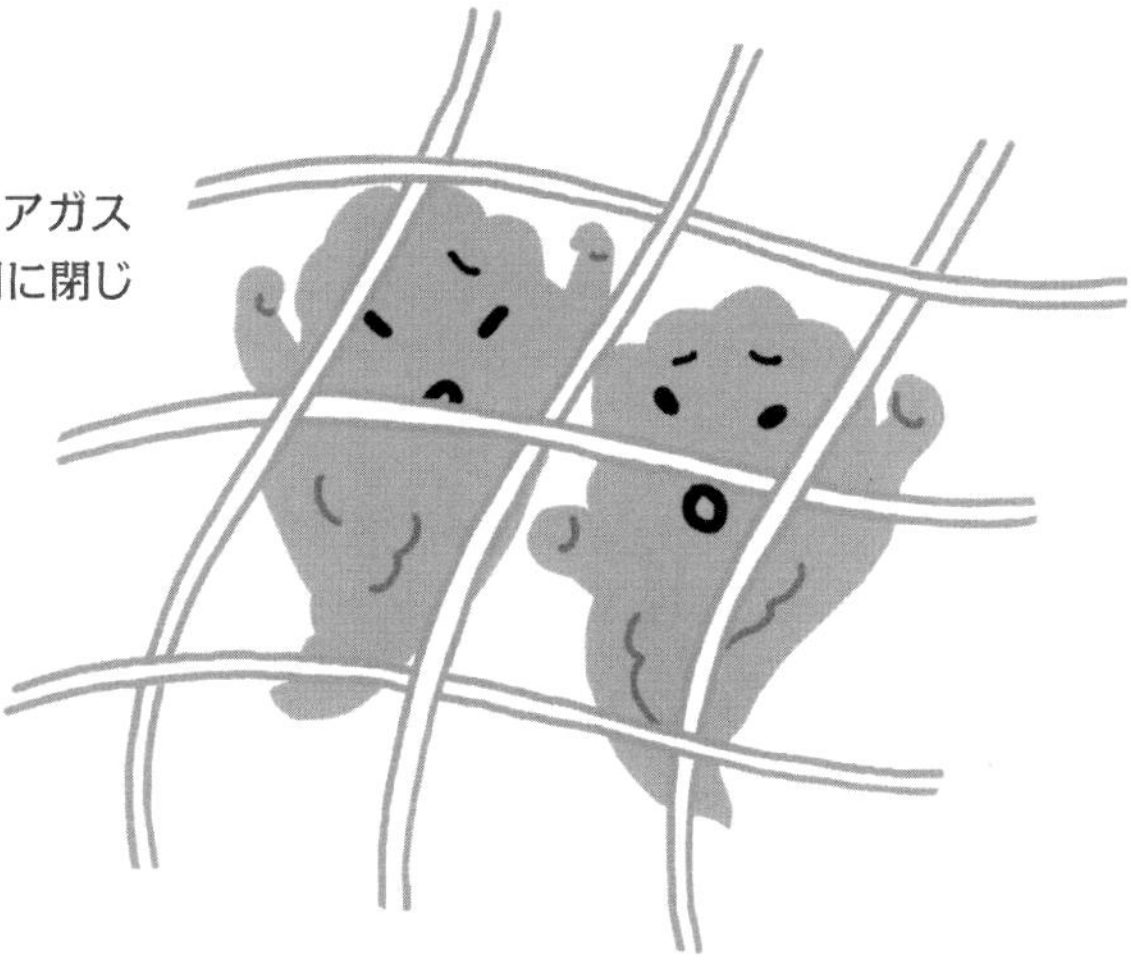

水分とアンモニアガスが、あっという間に閉じ込められる。

尿ケア専用に作られている吸水パッドは、前項で触れたように、水分をしっかり吸収して、肌に逆戻りさせないのが特長です。

各メーカーとも、吸水力を高めるためにさまざまな工夫をしています。

たとえば、ユニ・チャームの尿ケア用品には、ベビー用おむつに使われている「ドライポリマー」という吸水成分が使われています。

ドライポリマーは、尿を瞬間的に吸収して内部に閉じ込めるため、水分が肌に逆戻りしません。そのため、表面のシートは湿っぽくならず、サラサラ感が保たれます。

また、ライナータイプは、ごく薄くてコンパクト。ショーツに貼って使えるのはもちろん、尿だけでなくおりものも吸収してくれるすぐれもの。

「おりものは多いけど、尿もれはたまに」とか、「間に合わないときにちょこっともれる」、「くしゃみをしたときにほんの少しだけもれる」という方にもぴったりです。

吸水パッドには いろいろな 種類があり、 機能もさまざま

パンティライナータイプ

微量・少量のもれにも、おりものにも使える薄型でコンパクトな吸水ライナー。無香料、香りつき、消臭タイプ、ショーツからずれない羽つき、ロングタイプなどバリエーションもいろいろ。3cc～10cc。

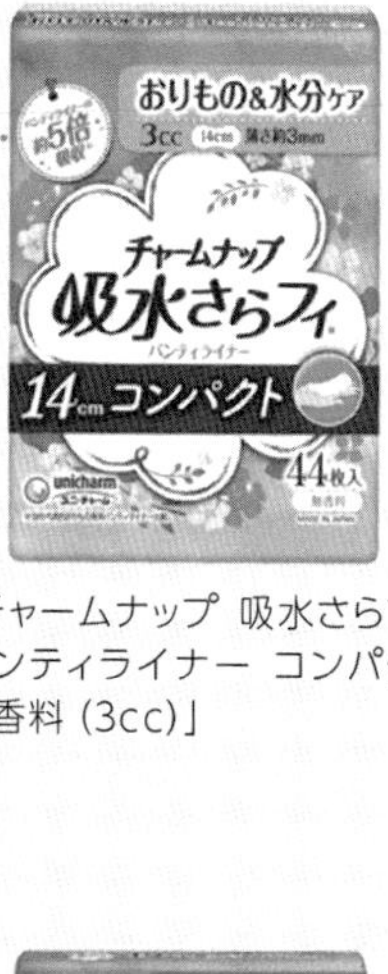

「チャームナップ 吸水さらフィ
パンティライナー コンパクト
無香料（3cc）」

ナプキンタイプ

生理用ナプキン感覚で使える吸水パッド。スリムタイプ、羽つきタイプ、少量用、中量用、長時間タイプ、夜用のロングサイズ、多い時用タイプなど。15～200cc。

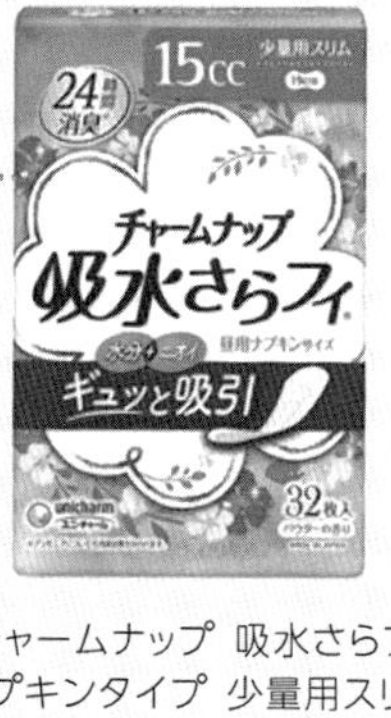

「チャームナップ 吸水さらフィ
ナプキンタイプ 少量用スリム
パウダーの香り（15cc）」

ふんわり肌タイプ

やわらかさ2倍のシートで、下着のような肌触り。吸水後もふわふわ感が持続する。低刺激で敏感肌にも使える肌にやさしいタイプ。尿もれにもおりものにも。パンティライナーサイズ(3cc、5cc)とナプキンサイズ(15cc、50cc)がある。

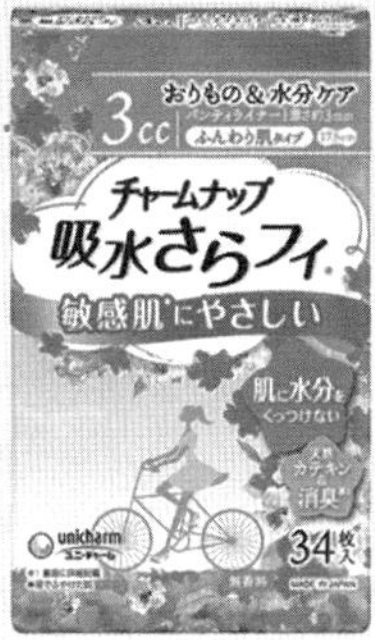

「チャームナップ 吸水さらフィ ふんわり肌タイプ 無香料(3cc)」

その他

肌にあたるシート部分がオーガニックコットンの吸水パッドやパンティライナー(3～50cc)、薄さ3㎜でスリムなスリムタイプ(25cc、60cc)、体のラインにフィットする立体ストレッチのショーツタイプなどもある。

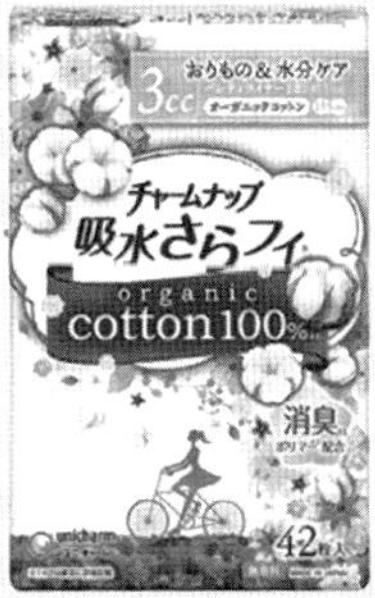

「チャームナップ 吸水さらフィ オーガニックコットン 無香料(3cc)」

ここでご紹介した吸水パッドは、「チャームナップ　吸水さらフィ」のシリーズで、薄さとコンパクトさが特長です。このほか、介護用品売り場にある「ライフリー」のシリーズにもナプキンタイプ(吸水量5～300cc)があり、こちらはやや厚手で安心感があるのが特徴です。さまざまなタイプがあるので、自分の体調に合ったものを選ぶといいでしょう。

外出時は吸水パッド、ふだんは木綿のショーツでメリハリを！

・観劇、スポーツ、外食などのタイミングで、吸水パッドを
・自宅では、吸水パッドを使わない
・ふだんは木綿のショーツで

メリハリをつけて、使い分けたい

吸水パッドは、旅行やスポーツ、観劇など、外出時に使って、活動的に。

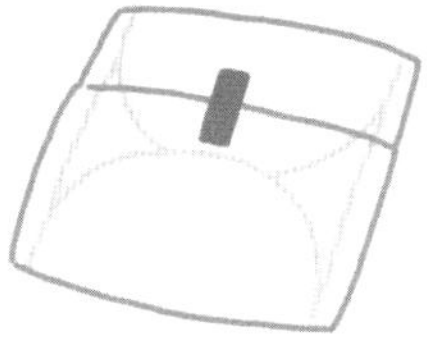

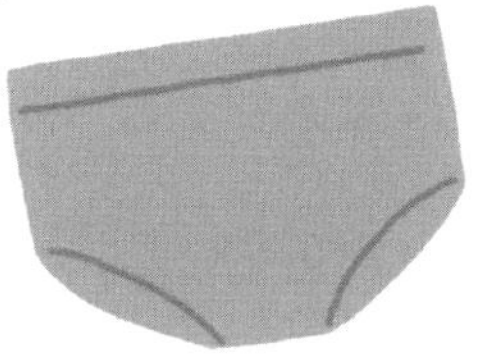

自宅では、木綿のショーツをはいてリラックス。素肌を休ませる。

尿もれがあると、旅行や観劇、スポーツ、同窓会などに誘われても、躊躇してしまう、という声が聞かれます。

そんな人も、吸水パッドを使うことで手軽に尿もれを防げるので、積極的に外出でき、行動的になれます。今までの悩みがウソのように心が軽くなり、気持ちが明るくなります。

とはいえ、24時間３６５日使い続けるのは考えもの。吸水パッドに慣れてしまうと、骨盤底筋を締める努力を怠りがちになり、尿もれを進行させるリスクもあるからです。

また、絶え間なく吸水パッドに触れている素肌にトラブルが起こることもあります。

少量のもれや、週2、3回もれる程度なら、外出時や夜間など、ピンポイントで吸水パッドを使うことをおすすめします。

家で過ごすときにはなるべく吸水パッドを使わず、木綿のショーツをはいて素肌の負荷を減らし、骨盤底の筋肉を締めて対処しましょう。

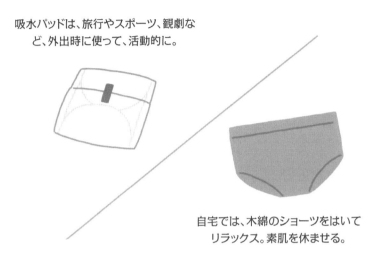

お出かけの前日は気象図をチェック！

・前日に気象図や天気予報を調べておく
・天候不順のときは、吸水パッドを準備
・冷え込むときは保温する

天気予報で気象図をチェック

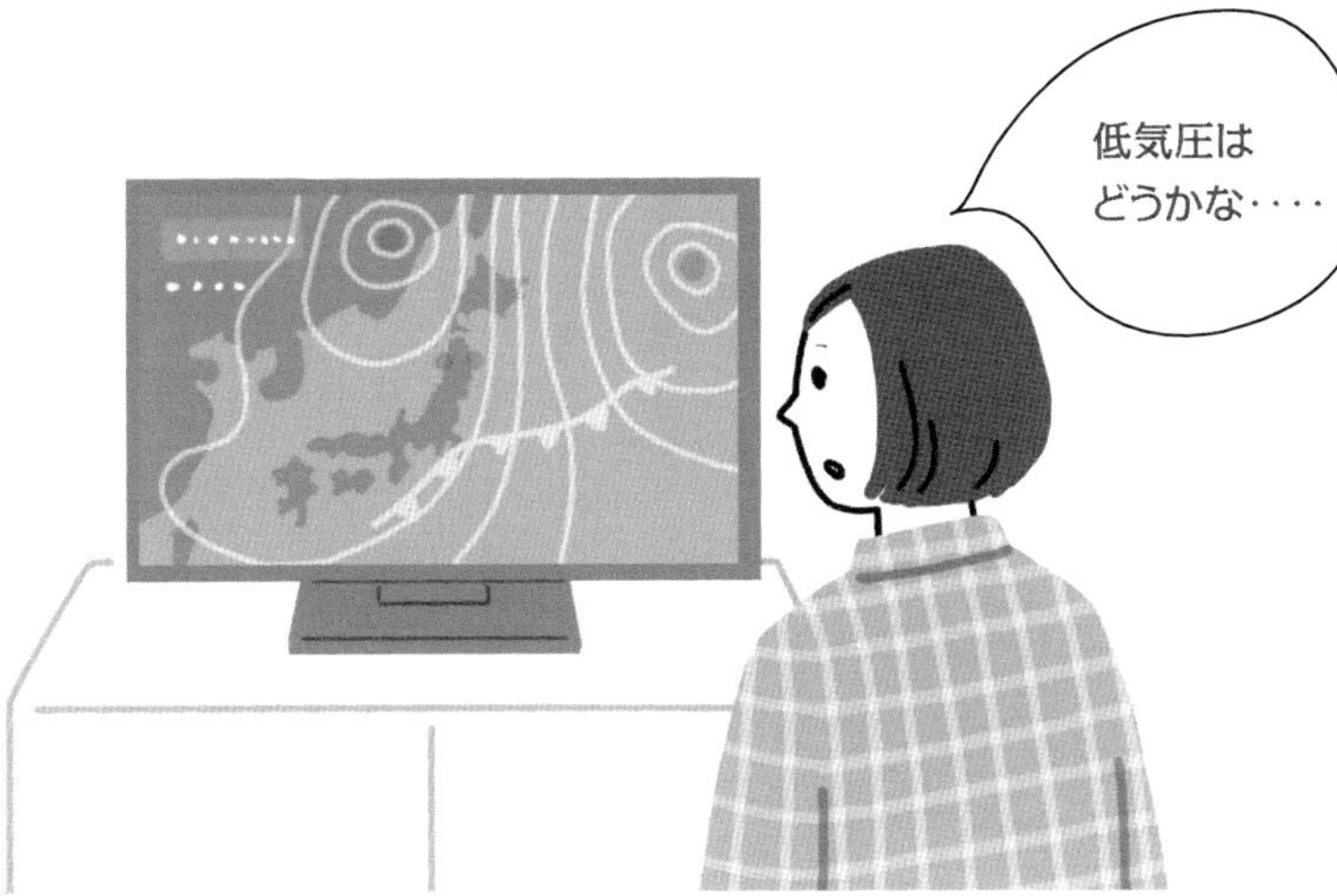

閉経後は、女性ホルモンの変動による周期的な体調の変化や心身の不調は起こりにくくなります。そのかわりに、天候の変化によって体調に影響を受けやすくなり、頻尿や尿もれになることがあるのです。

とくに、気圧が低いときや、雨が続くとき、急に朝晩冷え込むようになったときなどは、頻尿や尿もれが起こりやすくなります。そんなときは、体を温め、食事に気をつけて体調を整えると、頻尿も改善します。

外出の予定があるときは、前日に気象図をチェックするか、天気予報に注意して、気圧の谷、前線が近づいていないか、雨模様でないか、寒暖差がありそうか、などを確認します。

天候不順が予想されるときは、トイレが近くなったり、尿もれがあるかも、と想定して、外出先でのトイレの場所を確認したり、吸水パッドを用意するなど、対策を立てておきます。冷え込みそうなら、温かい肌着やホットカイロ、温かい食べ物などで保温しましょう。

トイレが近い悩みは男性にも。前立腺肥大症の場合も

- 男性用の吸水パッドもバリエーション豊か
- 尿もれが深刻な人は医師に相談を

男性の場合も尿トラブルはいろいろ

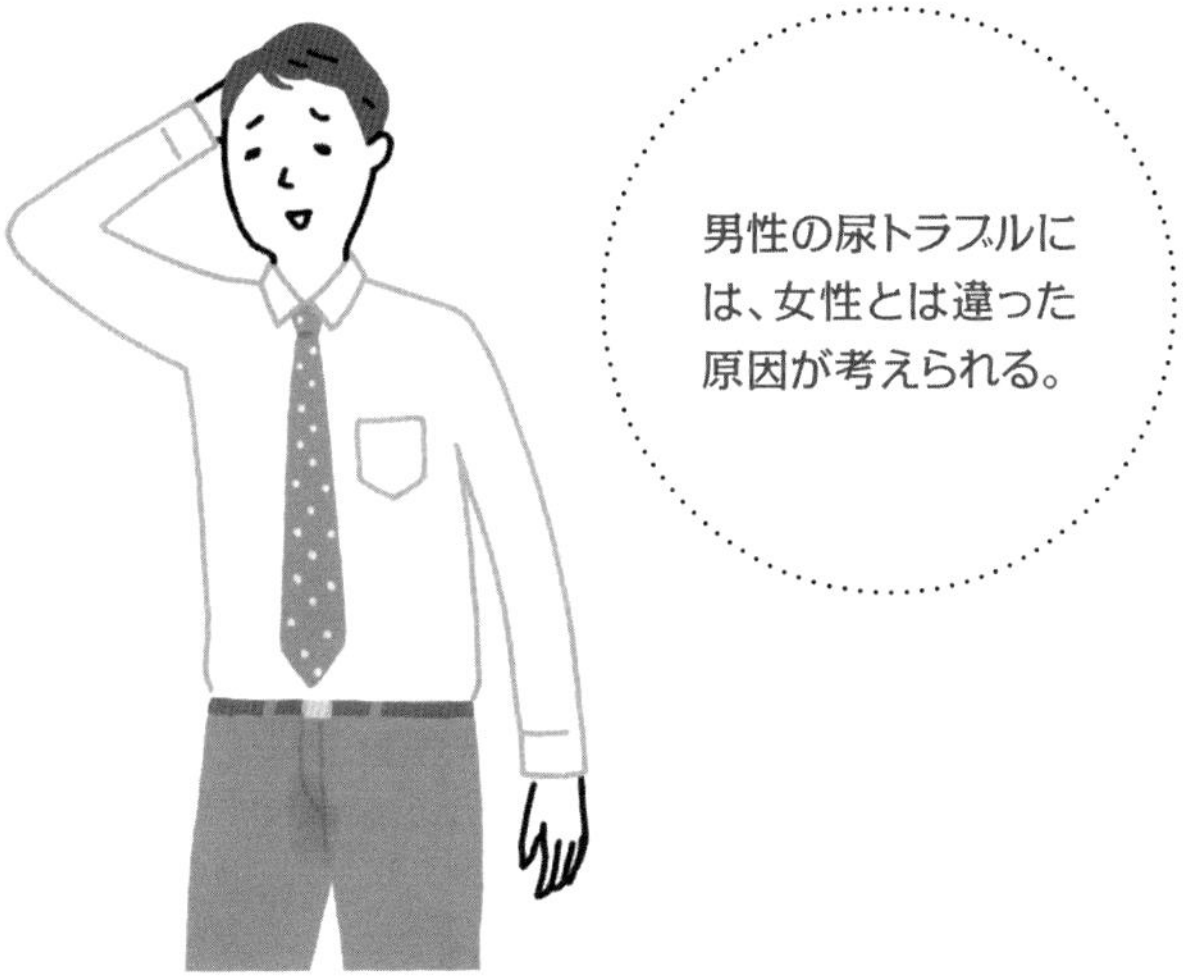
男性の尿トラブルには、女性とは違った原因が考えられる。

「トイレが近い」悩みは、女性だけではありません。男性は女性に比べて尿道が長く、残尿感や尿キレの悪さ、頻尿に悩む人もいます。骨盤底筋のおとろえも尿トラブルの原因のひとつですが、前立腺肥大症が原因となっている場合のほうが多くみられます。悩んでいる人は医師への相談をおすすめします。

男性の場合は女性よりカミングアウトしやすく、尿が少しもれてズボンにシミができると、「手を洗っていたら水がはねちゃって」などとジョーク混じりに笑い飛ばす人も多いとか。

2014年に男性用の吸水パッドを発売したユニ・チャームでは、6年間で市場規模が7倍に。各メーカーとも、好調のようです。

男性用の吸水パッドは前部が扇形に広がる形で、包み込めるようになっています。吸収量は10～250cc程度まであり、厚さ2・5㎜程度の薄型なら目立ちません。

外出時の予防策として、トイレに行きにくい高速道路での運転中などに男性用の吸水パッドを装着しておくのも一案です。

どうだった？

はじめて尿もれしたときの体験を集めました

尿トラブルの経験は人にあまり話せないもの。尿もれを経験してショックを感じても、ひとりでかかえこんでいる人も少なくないでしょう。スーパーやコンビニで手軽に買える尿もれパッドを利用すると、今まで控えていた遠出も不安なくできるようになり、行動範囲が広がります。パッドを使った人の体験談を集めました（ユニ・チャーム調べ　２０１５年）。参考にしてみてください。

ケース《1》

下着をおろす瞬間、間に合わず、尿もれを自覚（52歳・女性）

はじめて尿もれしたのは、トイレで下着をおろす瞬間、間に合わずに少し汚してしまったことでした。1回きりならそのまま忘れてしまったのでしょうが、それが何度か重なったときに、「これが尿もれか」と、はっきり自覚しました。

そのときは自分の老いを実感したように感じて、なんだかとてもショックでした。だれにも相談できず、これからどうしようかと落ち込んでいた矢先、テレビでパンティライナーやパッドのCMを目にしたのです。尿もれ専用のパッドがあることを知り、すぐスーパーに見に行くと、商品の種類の多さに驚くばかり。それからいろいろ試すようになり、下着を汚す心配もなくなりました。

ケース《2》ライブの数時間、ヒヤヒヤでした（54歳・女性）

おなかに力を入れたときなどに、不意にもれるようになり、思いがけない変化に戸惑っています。混雑が予想される場所へ出かけるときはトイレのことがまず心配になり、目的地までの道々、トイレの場所を確認しています。

音楽ライブが大好きで、よく友人といっしょに行くのですが、ライブの途中でトイレに行きたくなると困るので、ライブの前から終わるまで、1日水分を控えたりしています。

最近では、尿もれをケアする専用パッドが出回るようになったので、ライブに行くときは薄めの吸水ライナーを使っています。予備の分も用意して、捨てるところがないときのためのジッパー袋といっしょにおしゃれなケースに入れて携帯しています。

外出するときの心配が軽くなったのと同時に、吸水ライナーが売られているくらいだから、同じ悩みを持っている方がたくさんいるんだなと思い、とても気持ちが楽になりました。

これ以上重度にならないように、適度な運動を取り入れながらケア用品を活用して、快適に過ごしたいと思っています。

ケース《3》

母の介護でトイレに行きそびれ…（48歳・女性）

母の介護をしていて、ついついトイレに行くタイミングが遅れ、がまんできないことがありました。その後、かぜぎみでも病院に行けず、咳をしたときにももれました。

どうしても介護優先で、自分のことは後回しになりがちです。少しでももれると、下着がぬれて気持ちが悪く、取り換えたくても忙しいとついそのままになりがちです。母のために大人用の紙パンツ（介護用品）売り場に行くと、尿もれ用のパッドも販売されていて、いろいろな量のタイプがあるのでびっくりでした。そのときは、母の紙パンツをカモフラージュにして、自分用の少量用パッドをいっしょに購入しました。

最近では、生理用品の売り場に、かわいいパッケージの尿ケアパッドがいっしょに置いてあるので、購入時も恥ずかしくなりました。

ケース《4》

はじめての尿もれは、生理用品で代用（58歳・女性）

尿もれがいつから始まったか、うろおぼえですが、更年期障害が終わり、使い残しの生理用品で代用した記憶があります。55歳くらいだったでしょうか。

生理用のパッドがなくなって、また新しいのを買おうとしたとき、尿もれ専用品があることに気づきました。

でも、尿もれ専用品を買うのはとても抵抗があり、ウロウロしたあげく、買うのをやめたことを覚えています。

今では、生理用では尿を吸収しにくいと知って、専用品を使うようになりました。

ケース《5》

くしゃみでもれたのが初体験。ネットのトレーニングを実践（50歳・女性）

風邪や花粉症のときのくしゃみや咳こみで、下着が汚れるようになり、尿もれを自覚しました。

尿もれが改善するようにテレビやネットでトレーニング方法を見て実践中で、効果が少しずつ出てきています。

コロナ禍で、外に出ることは少なくなりましたが、いざというときのために尿ケア製品は必要ですね。

店舗では尿ケア製品を購入しづらいため、ネットで注文。宅配で専用品を購入し、備蓄しています。

ケース《6》

縄跳びをきっかけに、ちょいもれに。水仕事がネックです（67歳・女性）

健康のために縄跳びを始めたのですが、跳んだ瞬間、尿もれするようになり、縄跳びをするどころではなくなってしまいます。

さらにしばらくすると、水仕事を始めるととたんにトイレに行きたくなり、間に合わないことが起こるようになりました。

これでは、楽しみにしている友達とのお出かけも心配の種になってしまいました。でも尿もれパッドを知ってからは、お出かけするたびに利用しています。

ケース《7》

脱水予防のために、よく水を飲んでいたら、尿もれが始まった（56歳・女性）

中高年は、脱水に注意するようにとよく耳にするので、水を意識してよく飲むようになりました。

そのうち、トイレに行きたくなった、と思って、トイレのドアを開けたときや、便器に座ろうとしたとたんに、すーっと尿が少し出て、ショックでした。

その後、健康番組などを観るうちに、加齢によって排尿に関係する筋力も低下して尿もれすることなど、わりと理解できるようになりました。

外出すると、トイレの場所を必ず確認するようになりました。今は尿ケア用の商品がいろいろあって助かります。

Part 4

夜中のトイレに起きてしまう人に

水分をとるのは寝る3時間前までに

・夜トイレに起きても、再びすぐ眠れるなら問題なし
・1.5ℓの水分を均等に分けて飲むのが理想

水分は平均的にとるのが◎

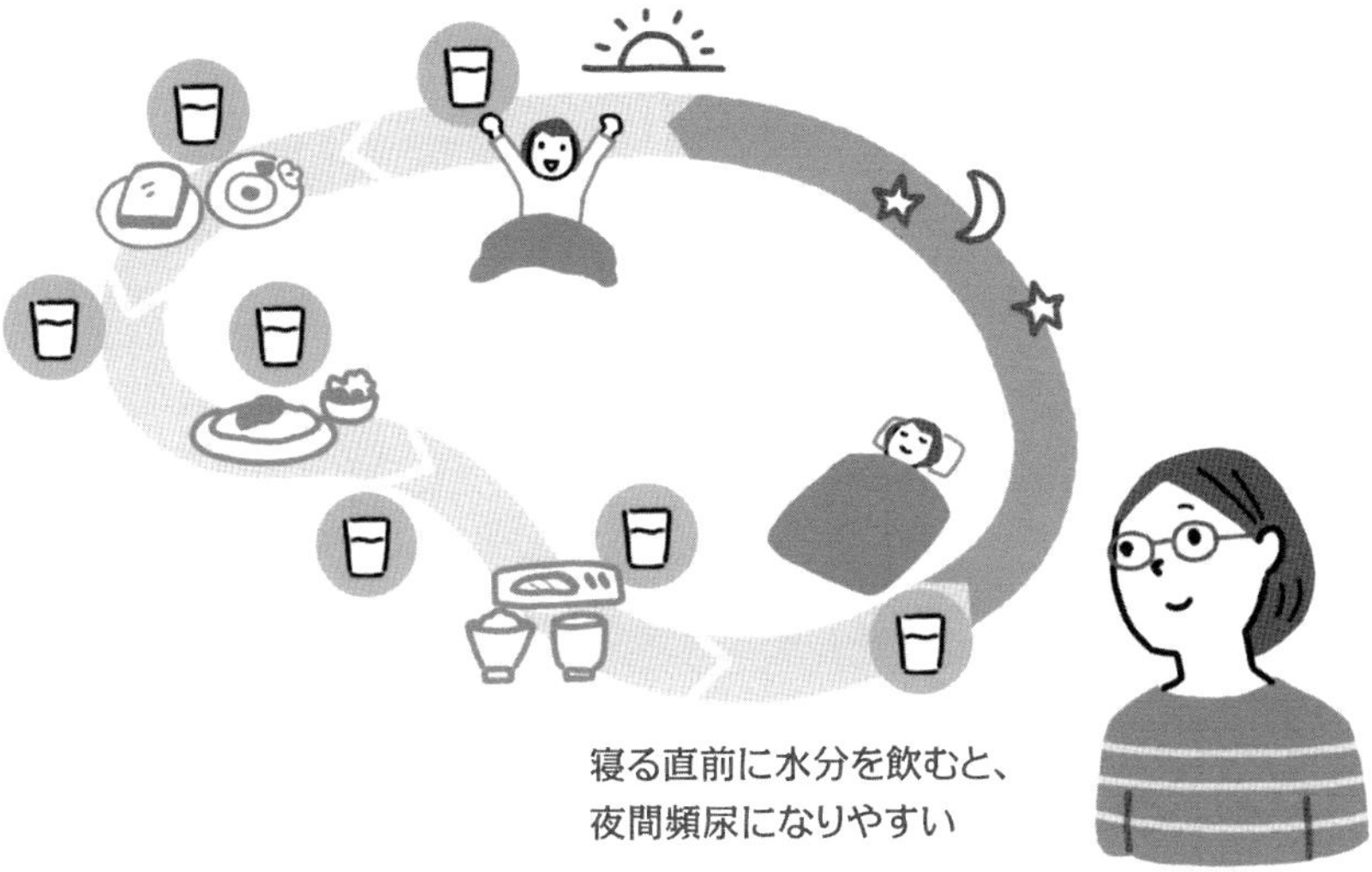

寝る直前に水分を飲むと、
夜間頻尿になりやすい

夜、トイレに起きても、ベッドや布団に戻ればすぐに再び眠れるようなら、心配はいりません。

「8時か9時ごろに眠くなるので早めに寝るのですが、深夜の3時ごろトイレに行きたくなり、その後眠れなくなるんです」という人も多いのですが、50代以降なら5時間眠れば十分。目が覚めたらゴロゴロしていれば、体はしっかり休まります。

気をつけたいのは、夜、何度もトイレに行きたくなって、朝までよく眠れなかった、というとき。そんなときは、寝る前に水分をガブガブ飲んでいないか、振り返ってみましょう。

「夜間頻尿」は、寝る直前に水分を飲んでいる人によくみられる症状です。

「寝ている間に脱水状態になると怖いから」と寝る直前に飲む人が多いのですが、水分は、1日に平均1・5ℓを、均等に分割して飲んでいれば、寝る直前に飲まなくても大丈夫。

夕食後に飲みたいときは、寝る3時間前までに、1杯だけにしておきましょう。

夜は冷たいもの、利尿作用のある飲み物は避ける

- カフェインには利尿作用がある
- かんきつ系のジュース、炭酸飲料、アルコール飲料は、膀胱を刺激する
- 冷たい飲料は夜間頻尿につながる

夜に飲むなら常温に戻してから

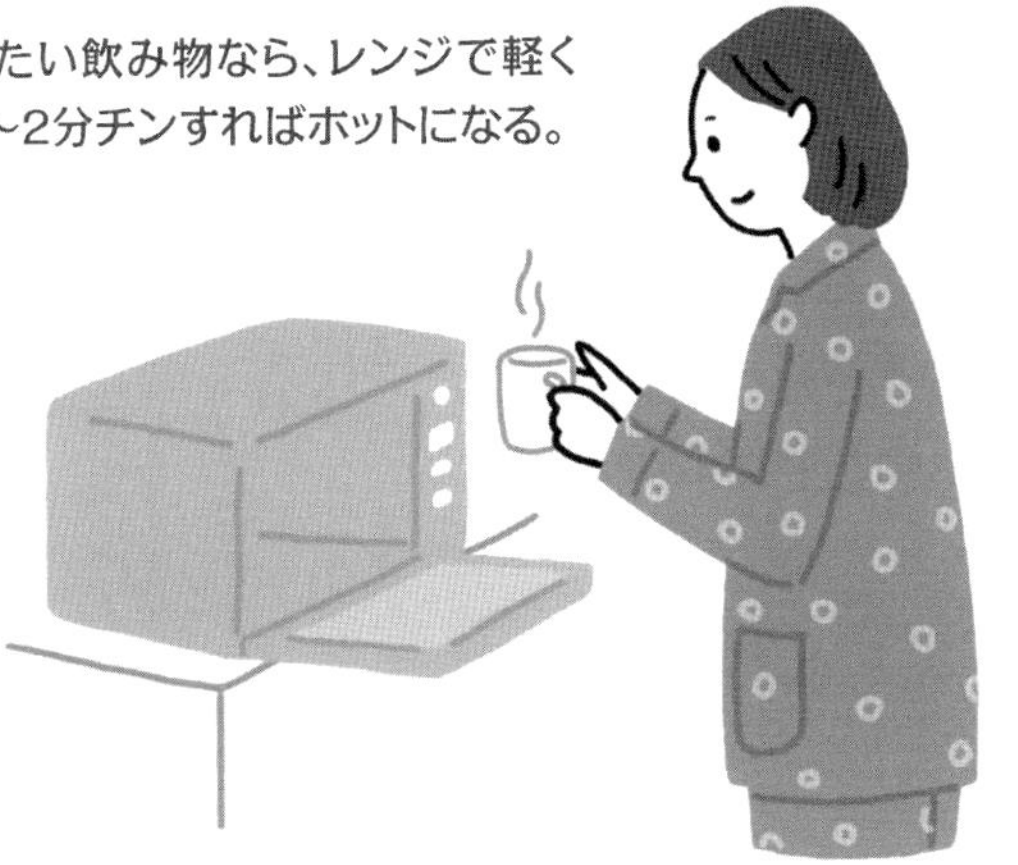
冷たい飲み物なら、レンジで軽く
1〜2分チンすればホットになる。

「おふろ上がりの缶ビールは最高！」「寝る前にアイスティーや冷たいジュースをゴクゴク飲んでいます」

という人は、夜間頻尿になりやすいので要注意です。

紅茶やコーヒー、緑茶などカフェイン入り飲料には利尿作用がありますし、かんきつ系のジュース、炭酸飲料、アルコール飲料は、膀胱を刺激するため、就寝中のトイレ回数を増やす原因になります。

また、冷たい飲み物を飲んで急に体を冷やすと、膀胱の異常収縮が起きやすくなり、夜間頻尿になりやすいのです。

おふろ上りにのどが渇くときには、常温の水や麦茶、または白湯やホットミルクなどをどうぞ。

冷蔵庫で冷やしたミネラルウォーターや麦茶などは、入浴前に出しておき、常温に戻してから飲みましょう。

麦茶やミルクは耐熱カップに入れて、電子レンジで1〜2分チンすれば、手軽にホットにすることができます。

ランチのあとの昼寝で腎臓の働きをバックアップ

・昼寝は1時間くらいを目安に
・休憩をとると腎機能がアップする

昼寝をすると、夜間頻尿が改善する

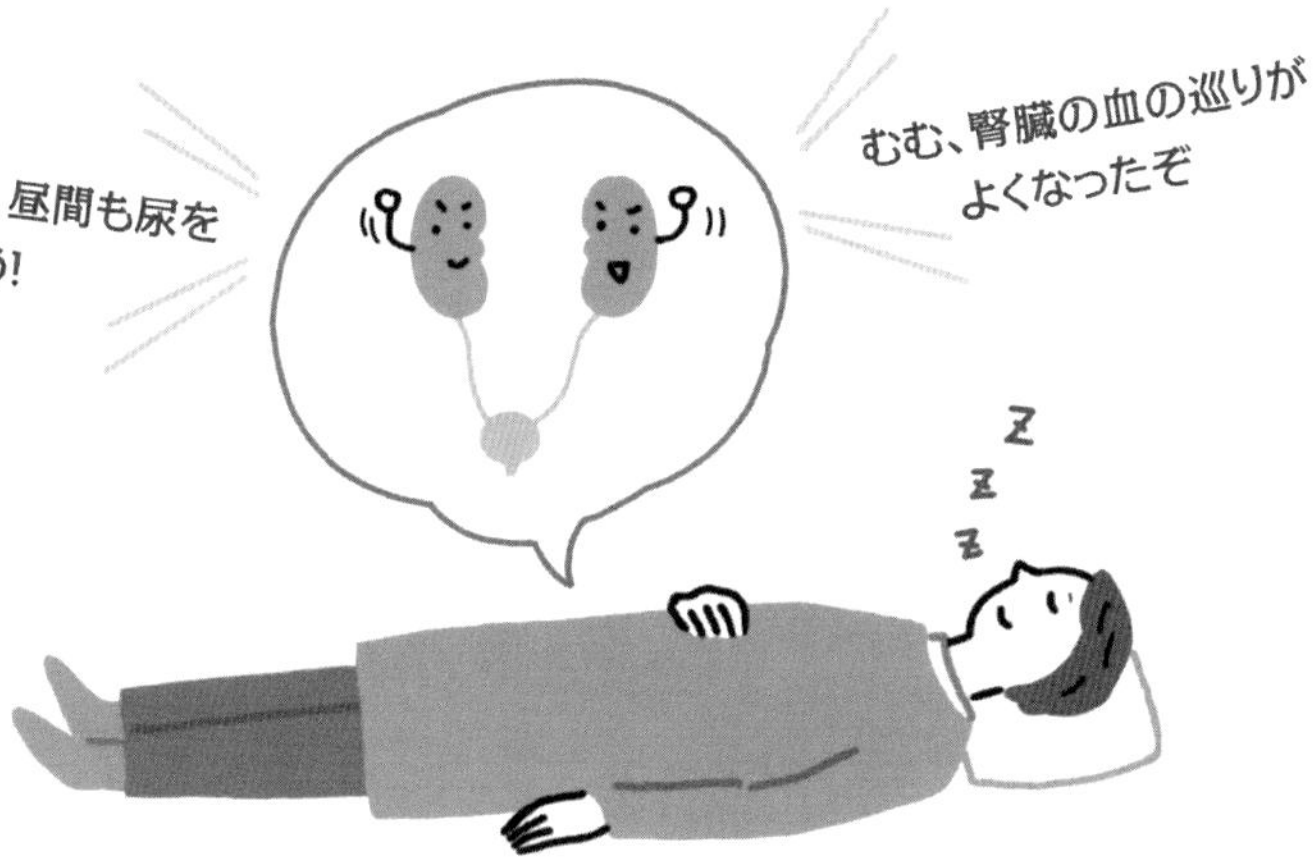
じゃあ、昼間も尿を
つくろう!
むむ、腎臓の血の巡りが
よくなったぞ

午前中の家事や仕事をすませて、ようやくランチを食べ終わると、ちょっと眠くなりますよね。

夜間頻尿対策には絶好のチャンス!

ランチのあとに小一時間ほど軽く昼寝をしたり、ゴロゴロしたりすると、夜間のトイレが遠くなります。その理由を説明しましょう。

50歳以降になると、腎臓の働きが徐々におとろえていきます。ほかの臓器で血液が使われる昼間は、腎臓への血流量が減って血の巡りが悪くなり、腎臓で尿をあまりつくらなくなります。

そのかわり、ほかの臓器が休んでいる夜になると、腎臓の血流量が増えて、腎臓は夜中に働きだし、せっせと尿をつくります。そのため、夜間頻尿を招きやすくなるのです。

そこで、ランチのあとに昼寝をしたり、立ち仕事なら横になって体を休ませたりすると、日中も腎臓の血の巡りがよくなり、腎臓は尿をつくって余分な体液を排せつしてくれます。そのため、夜間頻尿が改善する、というわけです。

腹巻き、湯たんぽ、木綿のショーツで夜のトイレの回数を減らす

- 肌にやさしい木綿のショーツ
- おなかの冷えは腹巻きでカバー
- 湯たんぽで足の冷えを解消

体を温めて、膀胱の機能を正しくキープ

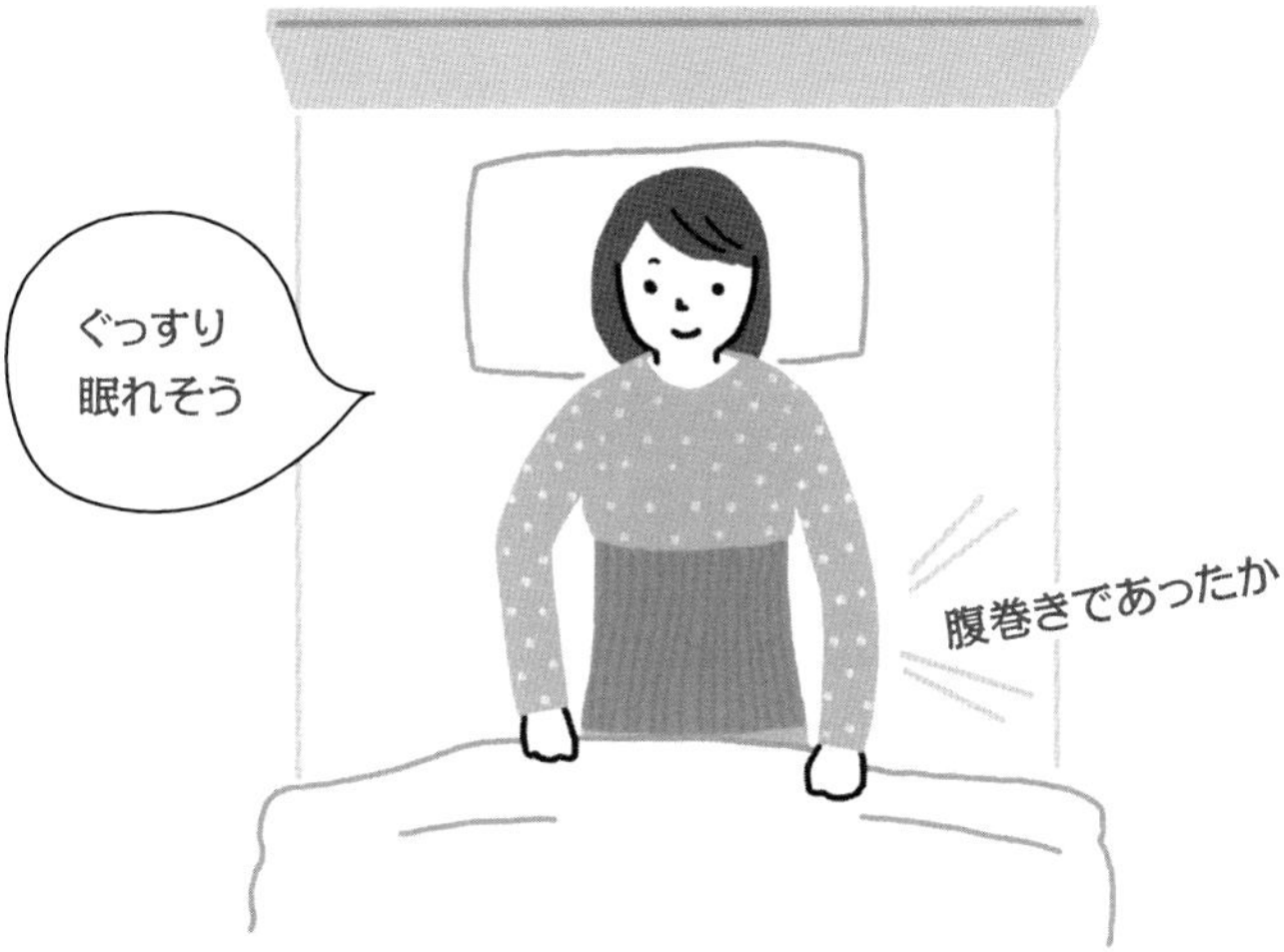

顔がほてるからと言って、体全体に扇風機などをあてて涼む人がいますが、顔は冷やしても、体を冷やすのはNGです。

冷えは、頻尿や尿もれを悪化させる大きな要因。急に体が冷えると、脳が反応して、尿道の締まりが悪くなり、膀胱の異常な反射も起きやすくなるからです。寝るときにおなかや下半身、足もとが冷えていると、夜のトイレも頻繁になってしまいます。

寝るときには、おなかと足もとをしっかり温めて寝るようにしましょう。

また、就寝時には、おなかを冷やさないように、おへそまで隠れる木綿素材のショーツがおすすめ。通気性と吸湿性がよく、肌にやさしい自然素材です。おへその下に手をあててヒヤッとするほどおなかが冷えている人は、腹巻きを使うのも一案です。

足が冷えて眠れない人は、電子レンジでチンするだけで温まる簡単な湯たんぽなどを利用するのもよいでしょう。

ペットボトルを内ももにはさみ骨盤底筋トレーニング

・内転筋と骨盤底筋を同時に鍛える
・内転筋の強化で、骨盤底がぐらつかず、より強くなる

内転筋を鍛えて骨盤底を安定させる

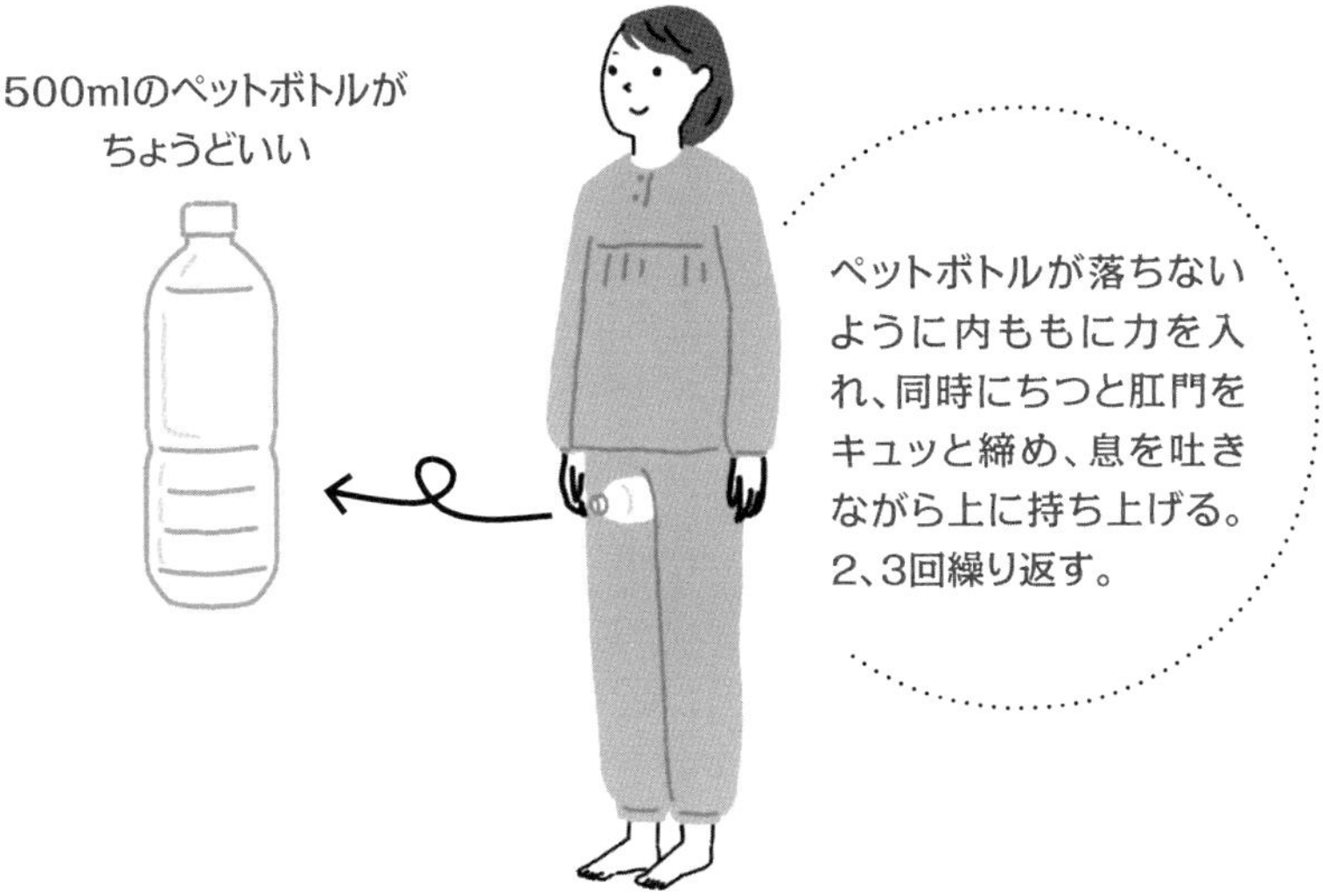
500mlのペットボトルが
ちょうどいいい
ペットボトルが落ちないように内ももに力を入れ、同時にちつと肛門をキュッと締め、息を吐きながら上に持ち上げる。2、3回繰り返す。

夜間頻尿のおもな原因のひとつは、前にも触れたように、骨盤底の筋肉や靭帯のゆるみです。

夜、おふろの中や、おふろ上がりに、骨盤底筋トレーニングと、簡単な運動や筋トレをセットにして行うと、骨盤底を強化する効果がさらにアップして、夜間頻尿の改善にも役立ちます。

ただし、夜寝る前にあまり激しい運動をすると、交感神経の働きが活発になって眠れなくなるので、快い疲れを感じる程度にするのがポイントです。

簡単にできて効果が上がるのは、内ももの間にペットボトル（500㎖程度）をはさんで、ペットボトルが落ちないように内ももに力を入れながら、骨盤底筋トレーニングをする方法です。

骨盤底の筋肉と協調して動く内ももの筋肉＝「内転筋」が強化され、骨盤底のハンモック（プレート）がしっかり安定して、収縮力もより強くなります。

その結果、頻尿が徐々に改善して、夜のトイレの回数も減ってくるはずです。

寝る前に、骨盤底筋トレーニング＋かかと落とし

・骨盤底の筋肉量を増やしつつ、骨も強化する
・骨盤周辺をトータルで丈夫にする

骨盤底筋トレーニング+かかと落とし

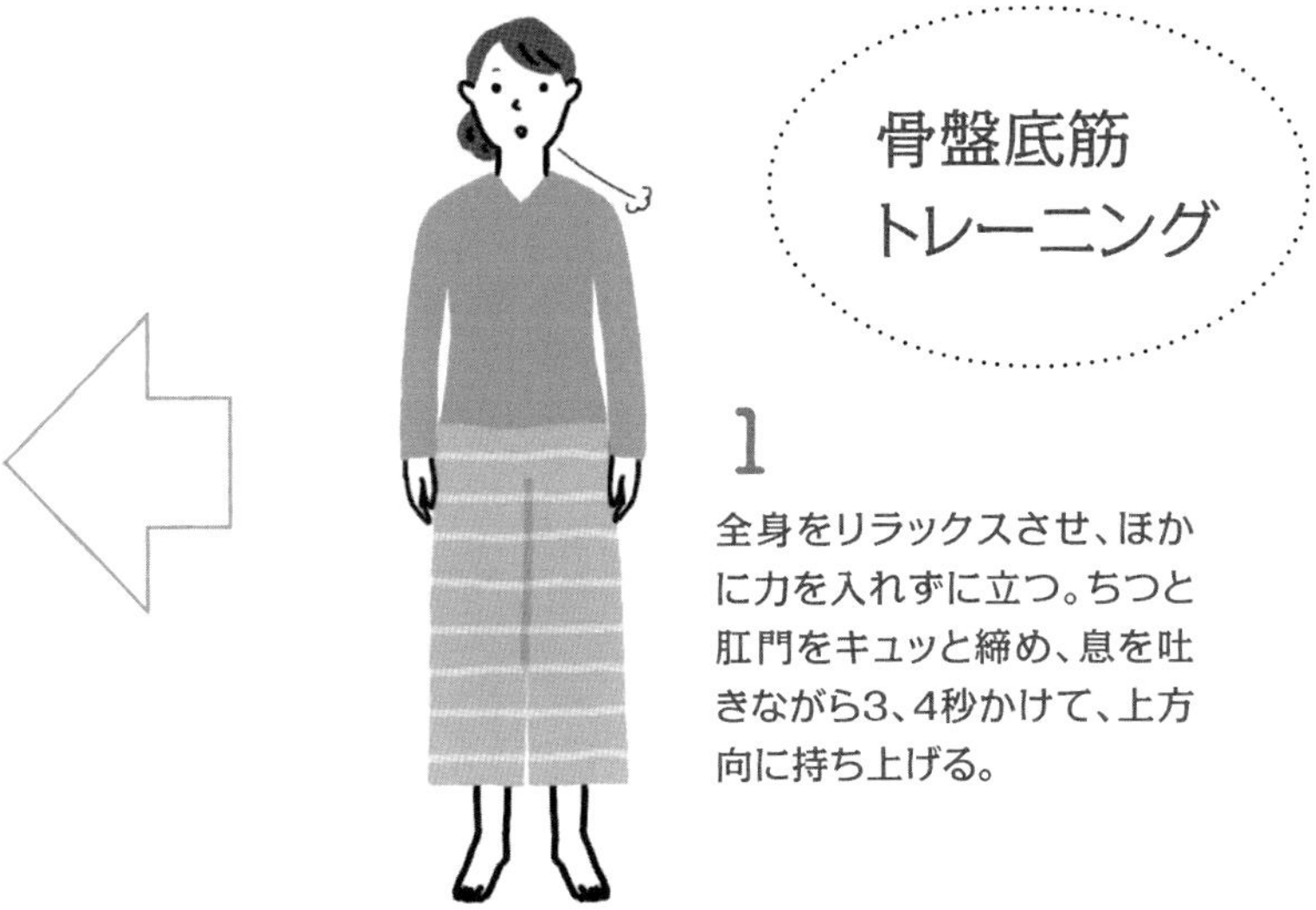

1
全身をリラックスさせ、ほかに力を入れずに立つ。ちつと肛門をキュッと締め、息を吐きながら3、4秒かけて、上方向に持ち上げる。

就寝中、何度もトイレに起きる人にぜひ取り入れてもらいたいのが、「骨盤底筋トレーニング+かかと落とし」です。

寝る前に、立って背筋を伸ばし、全身をリラックスさせます。ちつと肛門をキュッと締め、息を吐きながら、3、4秒かけて締めた部分を真上に持ち上げます。さらに、持ち上げたまま、両足のかかとを上げ下げするかかと落としを5回ほど行います。

このあと、力を抜いて、「おやすみなさーい」とベッドの中へ。

この動作のメリットは、尿道の収縮力をアップするだけでなく、かかと落としをプラスすることで骨にも適度な負荷がかかって骨密度が増え、骨粗しょう症の予防になること。さらに、骨からオステオカルシンというホルモンが出て、筋肉を増やす効果もあることです。骨盤底筋とその周囲筋、それを支える骨を総合的に鍛えられるというわけです。

1日1回、寝る前の習慣にすると、2、3カ月で夜の頻尿の悩みが改善するでしょう。

かかと落とし

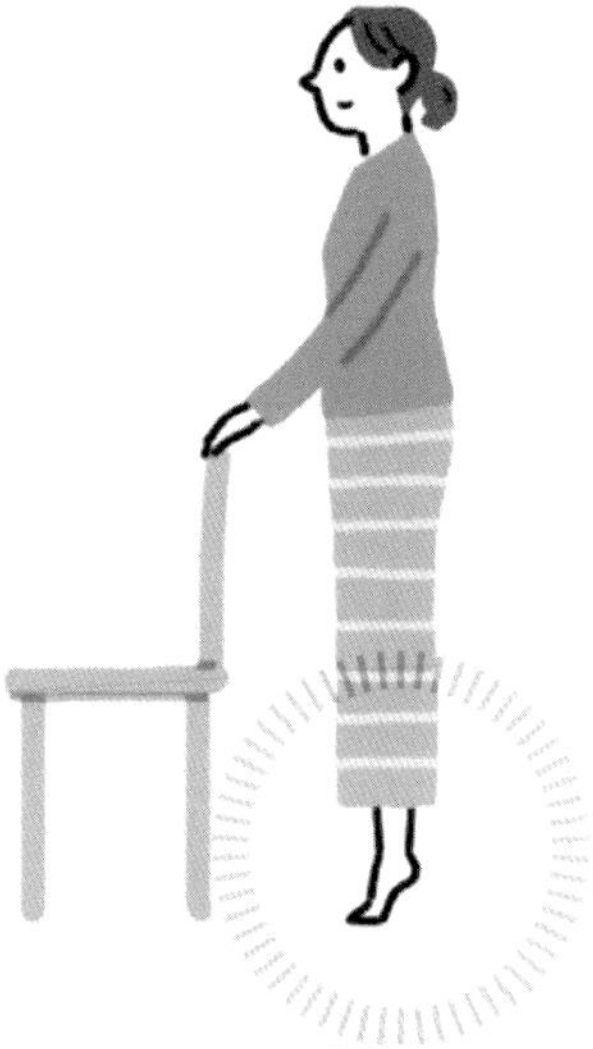

2

ちつと肛門は締めたまま、両足のかかとをゆっくり上げる。イラストのように椅子の背に手を添えて行うと、ふらつかない。

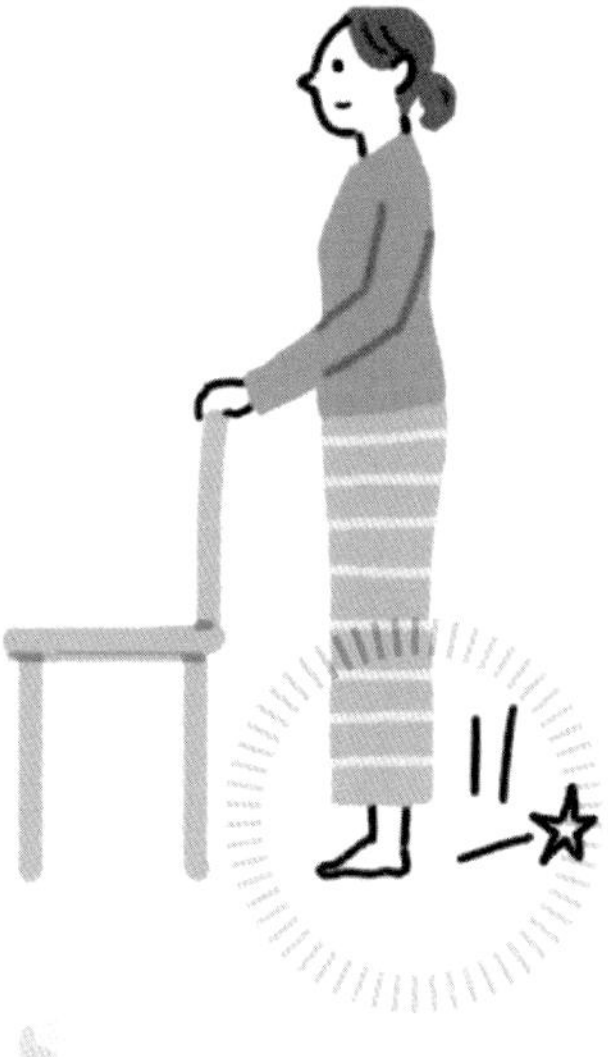

3

呼吸を止めたまま、かかとを勢いよく床に落とす。息を吸ってリラックス。②③を5回繰り返す。

Part 5

日ごろからの
この習慣が実を結ぶ

立っても、寝ても、座ってもできる基本の骨盤底筋トレーニング

・キッチンで料理や洗い物をしながらできる
・布団の中で横になったままできる
・電車の座席や会議中でもできる

⬆骨盤底の筋力アップ！⬆

1セット 5回

立っているとき

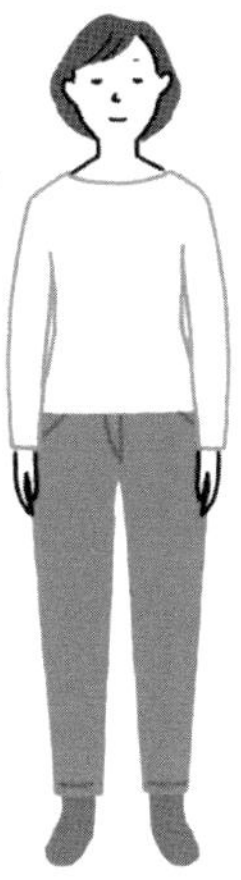

1 背筋を伸ばし、姿勢よく立つ。

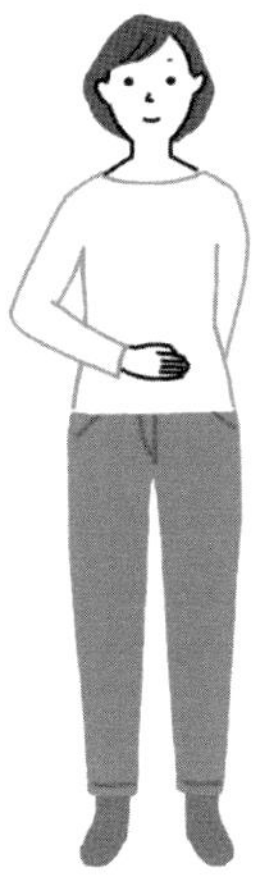

2 手をおなかとお尻にあて、おなかとお尻が動かないように意識しながら、肛門とちつをキュッと締める。

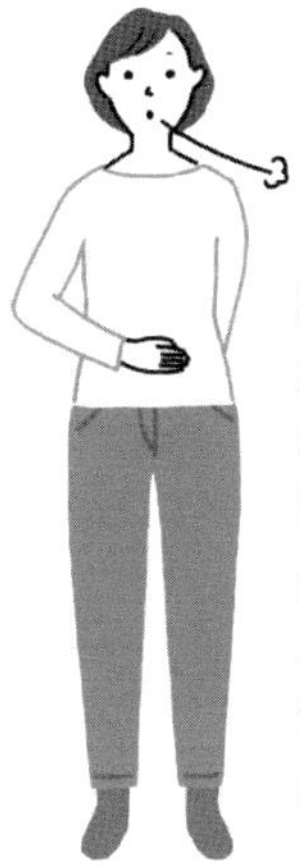

3 肛門とちつを締めた状態で、息を吐きながら、4、5秒かけて肛門とちつをグーッと上に持ち上げる。
体の中に引き込むようにするのがコツ。

4 息を吸って力を抜き、リラックス。

骨盤底筋トレーニングは、「トイレが近い」「がまんできずにもれる」「おなかに力を入れた瞬間にもれる」などの困りごとを改善したいとき、ベースになるトレーニングです。

骨盤底は自転車のサドルに触れる範囲にある、筋肉や靭帯、筋膜の束でできたハンモックのようなもの。膀胱や子宮、直腸などを支えています。筋肉や靭帯の間には尿道やちつ、肛門が通っていて、筋肉の収縮が蛇口の開閉の役目を果たしています。骨盤底の筋肉や靭帯は年とともにゆるんで蛇口がしっかり閉まらなくなり、頻尿や尿もれが起こります。

ふだんの生活ではこれらの筋肉は鍛えにくい場所なので、日ごろから意識して骨盤底筋トレーニングを行い、強化することが大切です。ちつと肛門を引き締めることで骨盤底筋を鍛えることができ、2、3カ月続けると、7～8割は症状が改善します。いろいろな姿勢でやってみましょう。

ちつを締める感覚がよくわからないときは、「ちつのマッサージ」（108ページ）を参照してください。

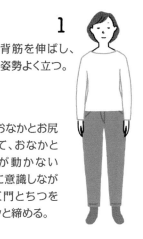

⬆骨盤底の筋力アップ!⬆

1セット
5回

布団の中で

1

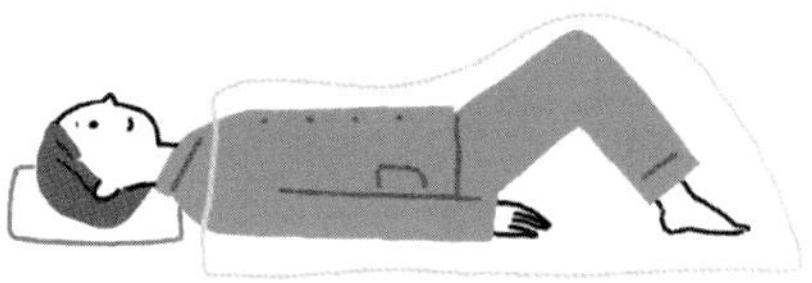

あおむけになり、ひざを立てる。

2

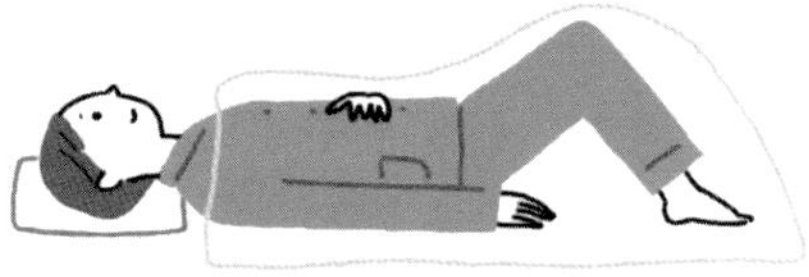

ちつと肛門をキュッと締める。腹筋や骨盤が動かないようにするのがコツ。手をおなかに置いてチェックして。

3

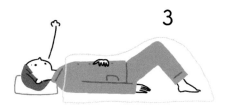

ちつと肛門を締めたまま、息を吐きながら、胃の方向にグーッと吸い込むように引き寄せる。

4

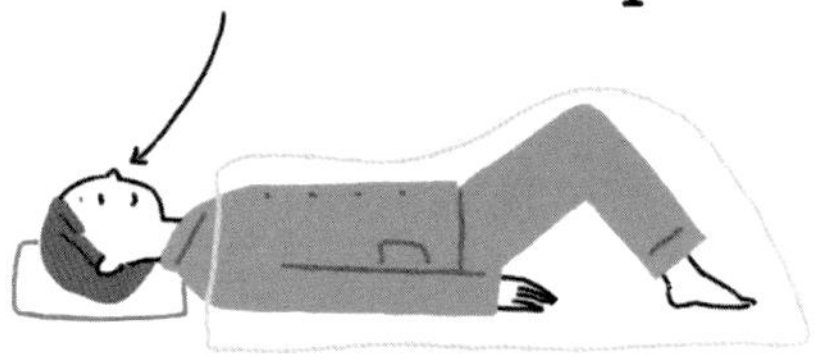

息を吸ってリラックス。

⬆骨盤底の筋力アップ!⬆

1セット 5回

座っているとき

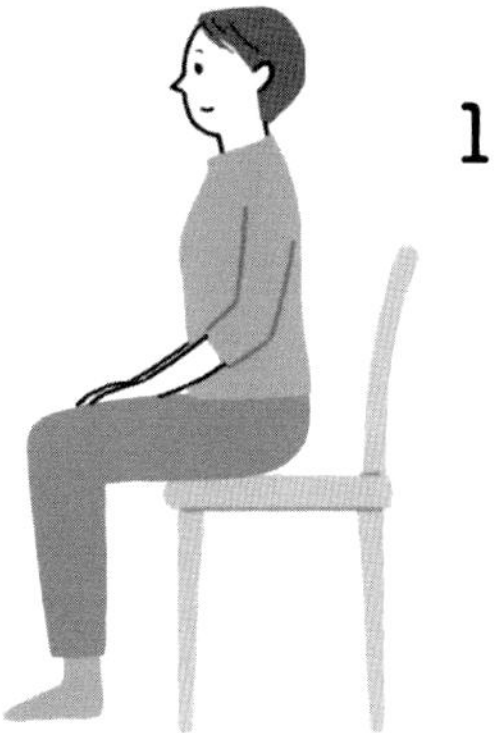

1

姿勢を正して椅子に座る。

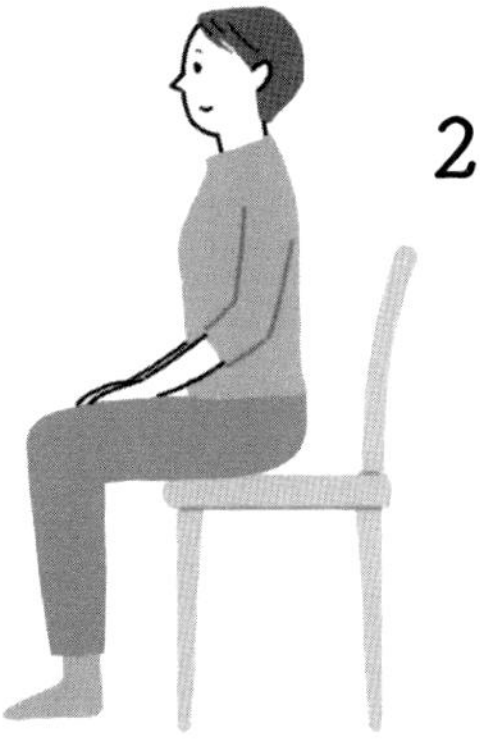

2

ちつと肛門をキュッと締める。

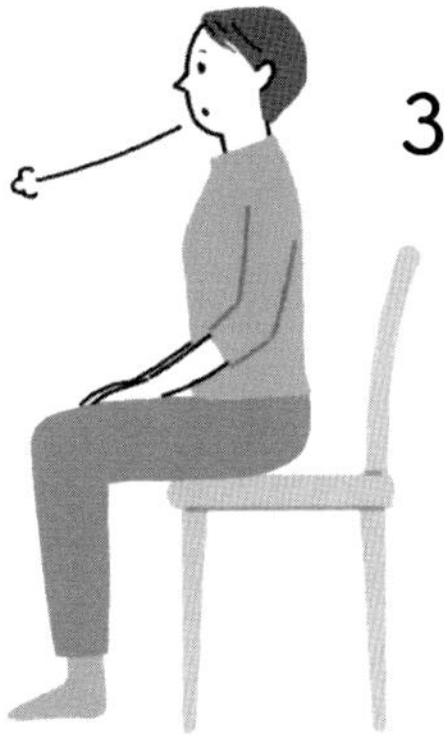

3

ちつと肛門を締めたまま、息を吐きながら4〜5秒かけて、グーッと上方向(胃の方向)に持ち上げる。

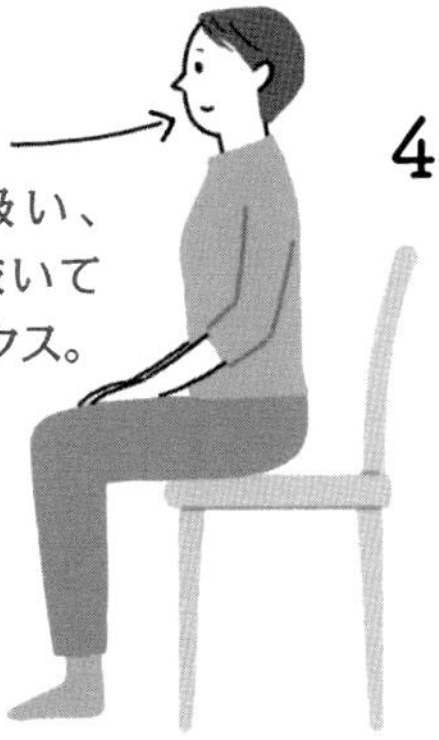

4

息を吸い、力を抜いてリラックス。

「トイレ！」と思ったら5分の膀胱トレーニング

・早めのトイレは膀胱を甘やかす結果に
・会陰排尿筋抑制反射の訓練
・2、3時間に1回のトイレを目標に、毎日続ける

膀胱が安定する

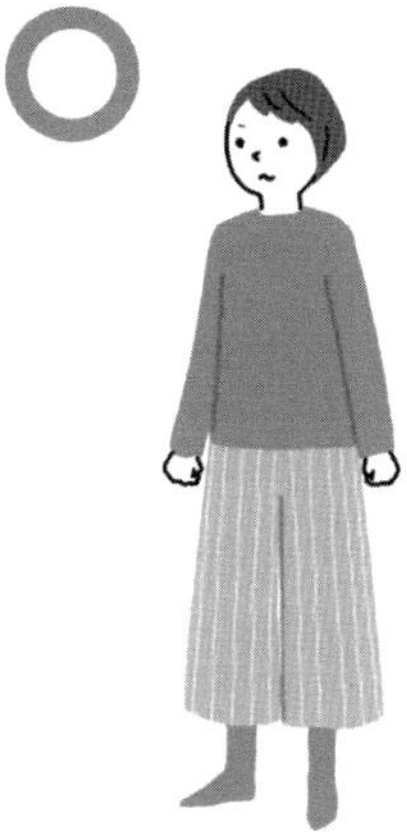

トイレに行きたいと思ったら、ちつと肛門をキュッと締めて、ぐっとがまん。

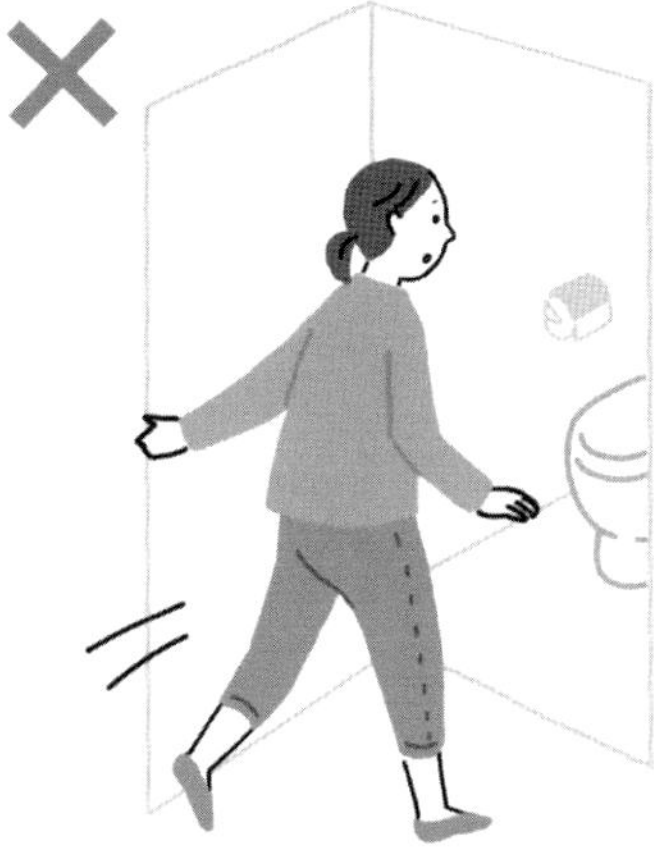

トイレに直行する前に、膀胱トレーニング！　その場にしゃがんだり、足を組んだりしてもOK。

トイレが近い人や過活動膀胱の人は、がまんできなくなることを心配して、早め早めにトイレに行く傾向があります。

でも、まだ機が熟していない（膀胱に少ししか尿がたまっていない）タイミングで排尿を繰り返していると、膀胱がより過敏に反応するようになり、膀胱も伸びにくくなり、膀胱に尿がためられなくなってしまいます。その結果、頻尿がますますひどくなってしまうのです。

そんな人も、「膀胱トレーニング」を行うことで、トイレタイムまでの時間を延長していくことができます。

やり方は簡単です。

「トイレに行きたい！」と思ったら、まずは、ちつと肛門をキュッと締めて5分間がまんしてみてください。

ちつと肛門をキュッと締めると、「会陰排尿筋抑制反射」という反応が起こり、膀胱が異常収縮をストップするので、強い尿意を抑えることができます。

がまんしている間は、お気に入りのアイドルのこ

膀胱トレーニングで会陰排尿筋抑制反射を起こそう

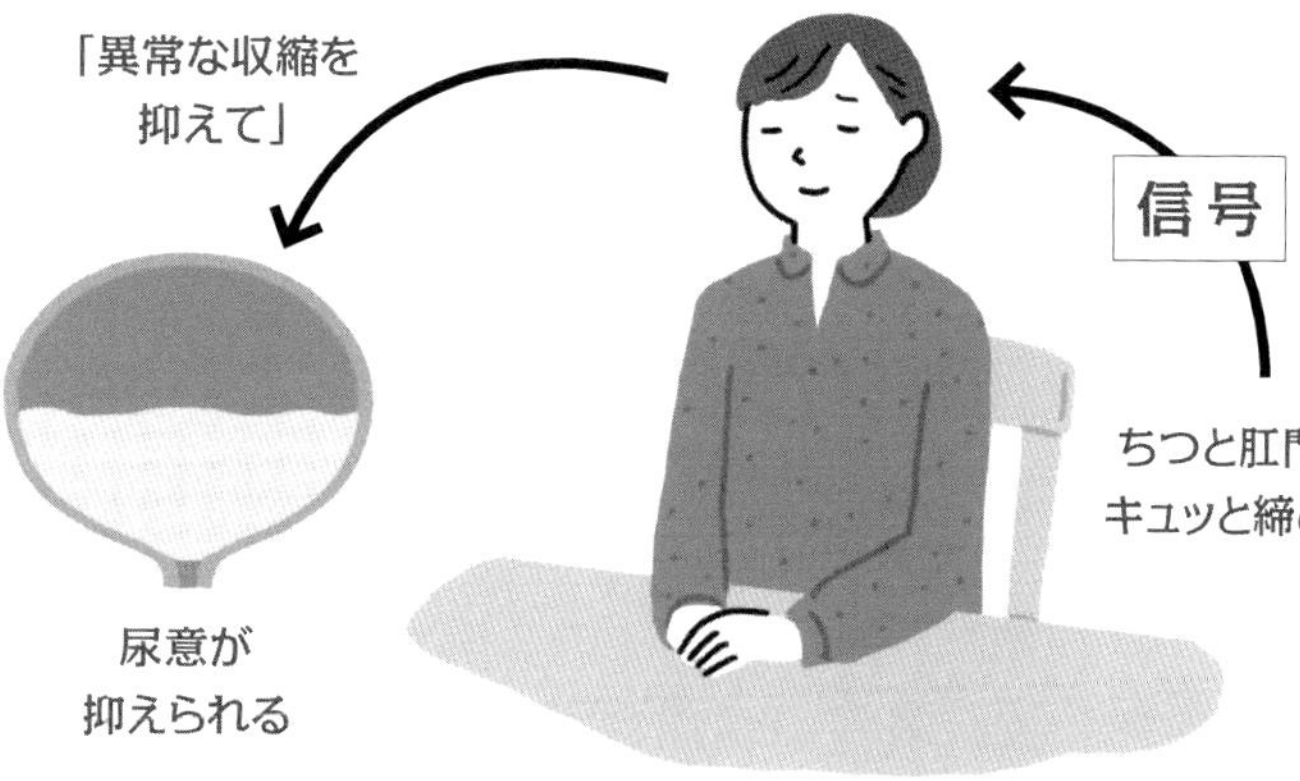
ちつと肛門を
キュッと締める

とを考えるのもよし、新しい首相の政権運営や、もっと大きく世界平和や温暖化について思いを巡らすのもよし。トイレ以外のことに注意を向けましょう。

5分たったところで尿意が消えていたら、1週間～1カ月毎にもう少し粘って7分、10分と延長します。

1日数回、このトレーニングを繰り返していると、膀胱に少量の尿がたまったくらいでは異常反射が起きにくくなり、伸縮力も復活。膀胱に尿をためられるようになってきます。

5分がまん、からスタートして、10分、20分と目標を延ばしていきましょう。次のトイレまで、2～3時間あけられるようになれば大成功。2～3時間に1回の間隔になれば、映画館で映画を1本、トイレを気にせずに観られるようになります。

このトレーニングは、自宅など、すぐにトイレに行ける場所で行うと安心です。どうしてもがまんできないときには、駆け込めるという安心感があるからです。

トイレをがまんする時間を少しずつ延ばしていく

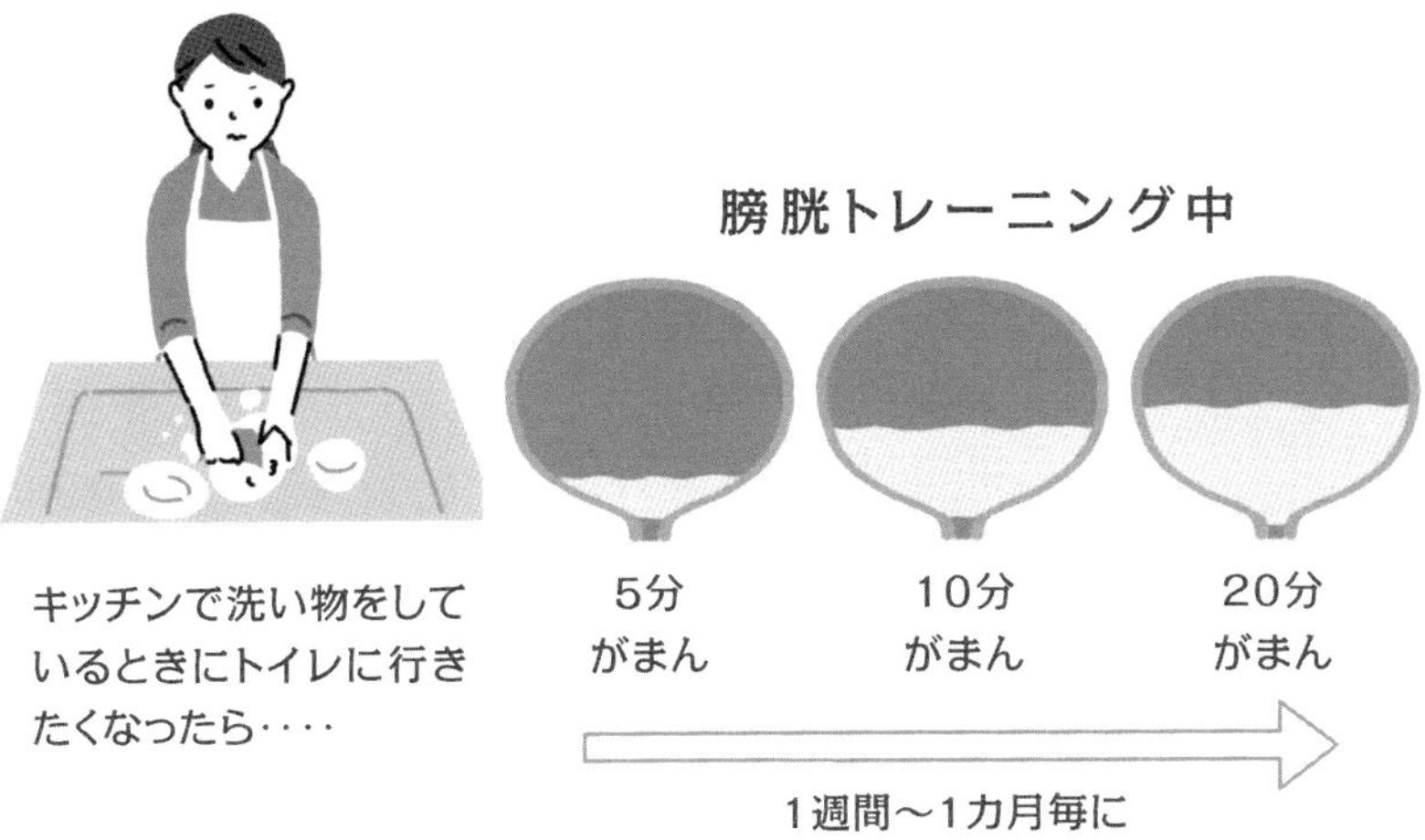

トイレをがまんして膀胱炎にならないの？

「トイレをがまんすると膀胱炎になるからよくない」ということを聞いた人もいるでしょう。でもその心配はいりません。

膀胱炎は、尿道や膀胱に細菌が侵入し、感染するために起こる病気です。トイレをがまんするだけで、細菌感染することはありません。

ただし、すでに膀胱炎を起こしている場合は、尿をどんどん出して細菌を押し流し、追い出す必要があるので、膀胱炎の症状がある間は、水分を十分にとり、尿意が起きたときにトイレに行きましょう。

土踏まずの部分に中敷きを敷いて骨盤底を安定させる

・体の重心がブレにくくなる
・ねこ背が改善
・ダイレクトに腹圧がかかりにくくなる

腹圧がかかりにくいように、足もとを調整

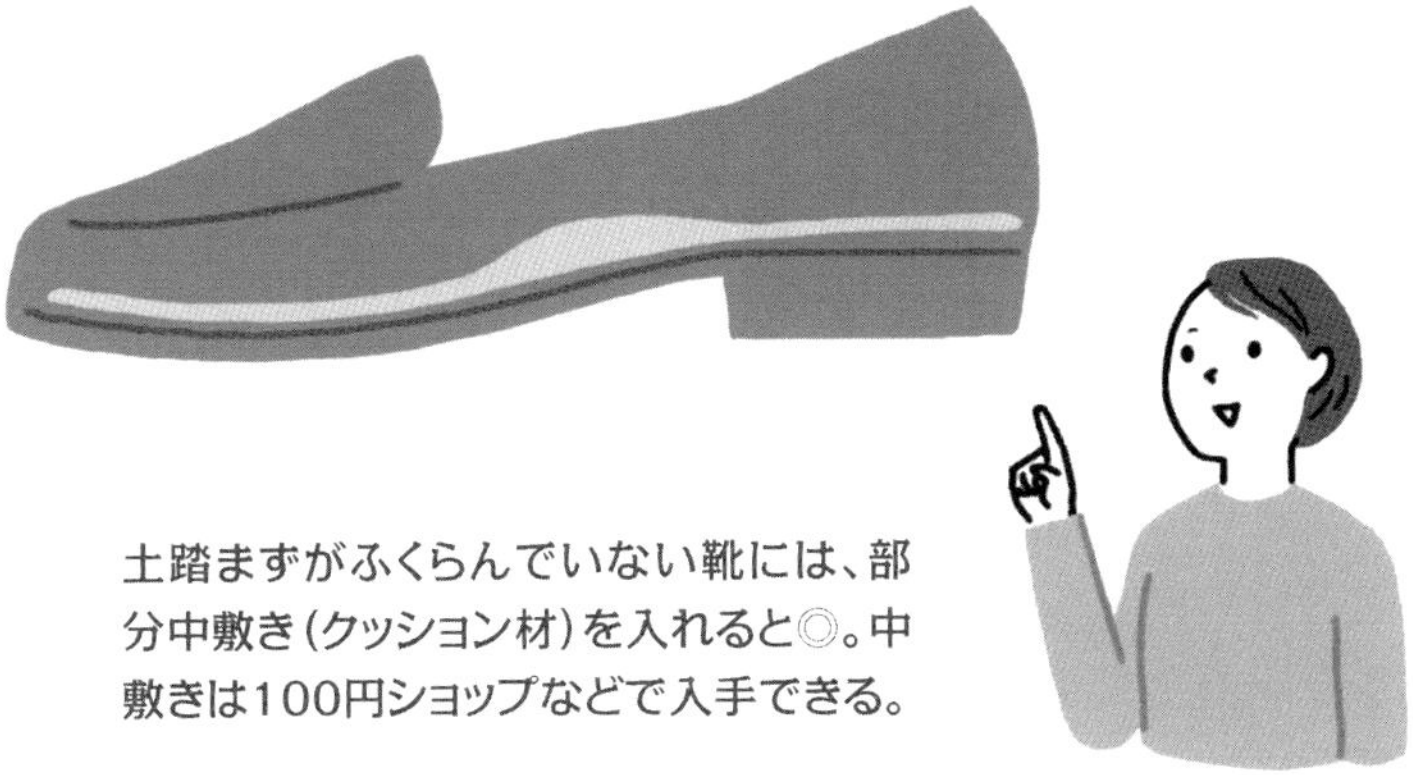

土踏まずがふくらんでいない靴には、部分中敷き（クッション材）を入れると◎。中敷きは100円ショップなどで入手できる。

姿勢や歩行が安定していないと頻尿や尿もれの原因になります。ふだんから、姿勢が安定するように、背筋を伸ばし、おなかを引っ込めた姿勢をとるようにしましょう。

ねこ背になると、骨盤底が水平になって、腹圧が直接骨盤底にかかるため、咳やくしゃみをするだけで尿が押し出され、もれやすくなるのです。

骨盤底を安定させるために役立つのが、土踏まずを安定させることです。

土踏まずの部分が盛り上がっている靴なら、足の土踏まずの部分が靴にぴったり密着して、体の重心がブレにくくなります。すると腰と体幹がしっかり安定して、ねこ背が改善、歩行も安定します。骨盤底がやや斜めになるため、ダイレクトに腹圧がかからなくなり、尿がもれやすいのも解消します。

靴の内側が平たい場合は、土踏まずの部分に入れる中敷きを利用して、調節しましょう。

歩く姿勢と歩幅も大切です。姿勢をよくして大またで歩くと、骨盤底に関係する筋肉が強化され、頻尿や尿もれ予防に効果的です。

トイレのときは
力まずにゆっくり排尿する

・排尿中に何度もオン・オフすると
筋肉同士の連動が混乱する
・腹圧をかけて力んで出すと
骨盤底を傷つけるおそれも

力を入れない自然な排尿を心がける

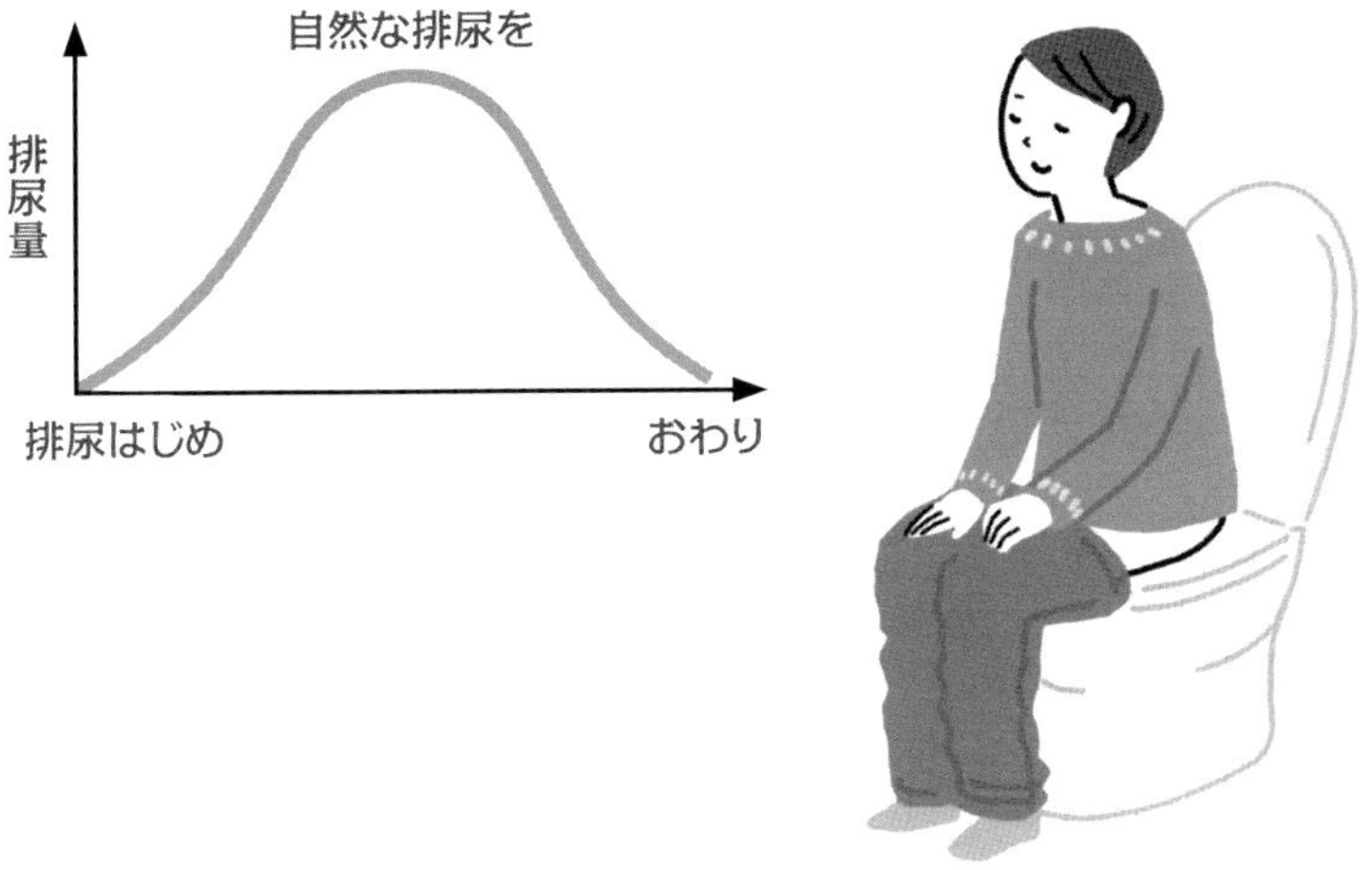

　排尿時にも、日ごろから心がけたい注意点があります。トイレで排尿するときに、尿を止めたり出したりするのは、骨盤底筋の機能を確認するためには有効です。

　ただ、何度もオン・オフを繰り返すのはNG。続けていると、筋肉同士の連動や排尿中枢との連携が混乱して、かえって骨盤底の調子が悪くなってしまうことがあります。ですから排尿の途中で尿を止めるのは1週間に1回未満にしましょう。

　また、グーッと腹圧をかけて力んで出すのも、骨盤底の筋肉や靭帯、筋膜を傷つけてしまうので、力むクセがある人は直しましょう。腹圧を全くかけなくても尿は出せます。

　便器に座ったときに、骨盤底の筋肉がゆるむのと同時に尿道が開き、膀胱が収縮して、ゆっくりと自然に排尿するのが理想的。ご飯を炊くときの火加減は、「はじめチョロチョロ、中パッパ」といいますが、尿を出すときも、最初はチョロチョロ→中盤にマックス→ラストに向けて減っていくようなつりがね型になるように意識すると、自然な排尿になります。

ちつのまわりの保湿とマッサージで骨盤底の血行をアップ

- 入浴中にちつまわりをマッサージ
- 第2関節まで指を入れてマッサージするのが理想的
- 保湿剤でちつを保湿する

GSMチェックリスト

1つでも当てはまる場合は、GSM（閉経関連尿路生殖器症候群）の可能性があります。軽いうちなら骨盤底筋トレーニングやちつのマッサージとフェムゾーン（ちつと外陰）の保湿で改善できます。

- □ ちつや外陰部にかゆみや痛みがある
- □ 尿道やちつの入り口が乾いている
- □ 性交痛がある
- □ 膀胱炎になりやすい
- □ くしゃみや咳、笑ったときなどに尿もれする
- □ トイレに間に合わず、もれてしまうことがある
- □ 1日8回以上トイレに行く
- □ 夜中に2回以上トイレに行く

「ちつまわりの保湿とマッサージ」って頻尿や尿もれとどんな関係があるの？　と不思議に思われる方もいるかもしれません。じつは非常に深い関係があるのです。

閉経すると、女性の体の守り神だった女性ホルモンが急激に減少するため、さまざまな不調が起こります。ホットフラッシュなどの更年期症状のほか、フェムゾーン（ちつと外陰）の皮膚や皮下組織、粘膜や粘膜下組織も影響を受けて、ハリや弾力、潤いが失われてきます。ちつが乾燥して弾力がなくなり、性交痛やかゆみ、炎症などが起こるのはそのためです。進行すると、小陰唇がなくなり、ちつがしぼんで硬くなることもあります。

このような状態を最近の医学では、GSM（閉経関連尿路生殖器症候群）といいます（27ページ）。

GSMになると、ちつだけでなく、膀胱や尿道まわりの組織も弾力がなくなり、機能が落ちてきます。骨盤底筋の筋力が低下しがちな年齢でもあり、GSMとの相乗作用で、ちつや尿道の締まりが悪くなり、免疫力も低下していきます。そのため、尿

ちつの保湿とマッサージ

1
石けんやボディシャンプーを泡立てて、外陰部のひだをかき分けながら包み込むように洗う。

2
タオルで水気を吸いとる。

3
保湿剤（ボディ用のローションやクリームでOK。フェムゾーン専用の保湿剤も市販されている）をちつまわりと外陰部、肛門まわりに、やさしく塗って潤いを与え、乾燥を防ぐ。

保湿剤を手にとって温めてから塗ると刺激が少なく、なじみやすい。

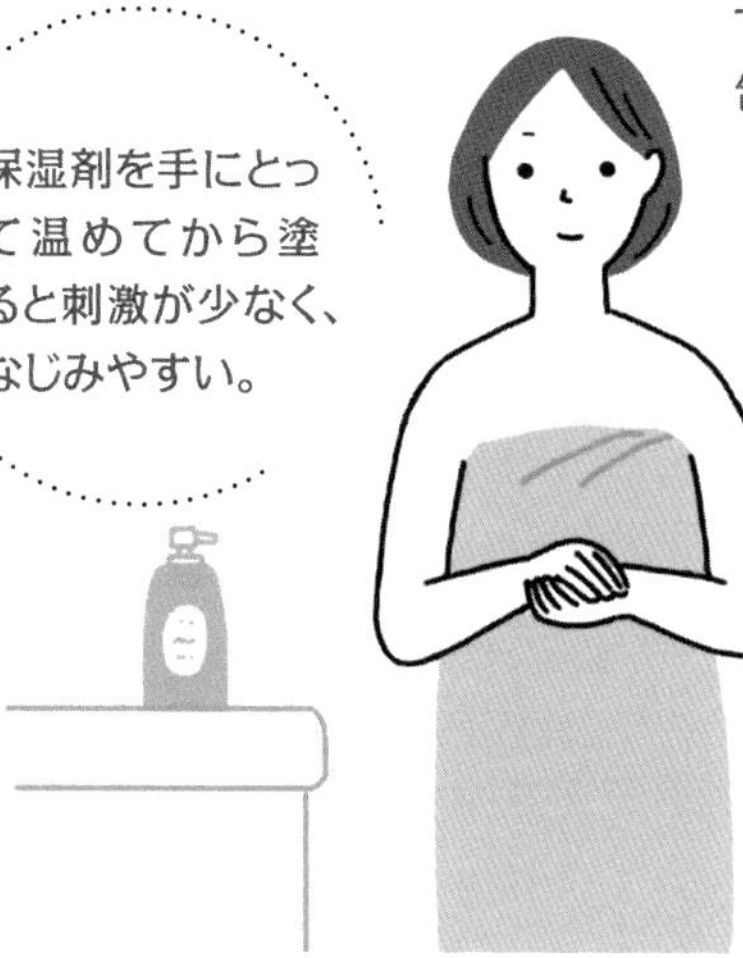

道がうまく収縮しなくなったりして、頻尿や尿もれを悪化させます。膀胱炎にもなりやすくなります。

このような骨盤底まわりの負のサイクルを改善するには、ちつまわりの保湿とマッサージが効果的です。ちつまわりや外陰部は、顔の次に丈夫なところですが、尿の成分が残っているとかゆみや炎症の原因になるので、毎日、入浴時に、やさしくていねいに洗います。

ちつまわりを保湿して乾燥を防ぎ、マッサージでちつの筋肉をほぐして、血流アップ。ちつまわりの血行が促され、酸素や栄養が十分にいきわたるため、ちつを取り囲む骨盤底全体に活力が戻り、尿道やちつを締める筋肉の働きもよくなります。

「骨盤底筋トレーニングをするとき、ちつと肛門が締まっているかどうかわからない」というときにも、マッサージをしながら確認することができます。また、骨盤底を締めることができても、ちつの後壁がしこって痛みがあり、リラックスしにくい人は、マッサージでもみほぐし、意識して骨盤底を弛緩《しかん》させるとよいでしょう。

週2回 入浴中やおふろ上がりに ちつのマッサージ

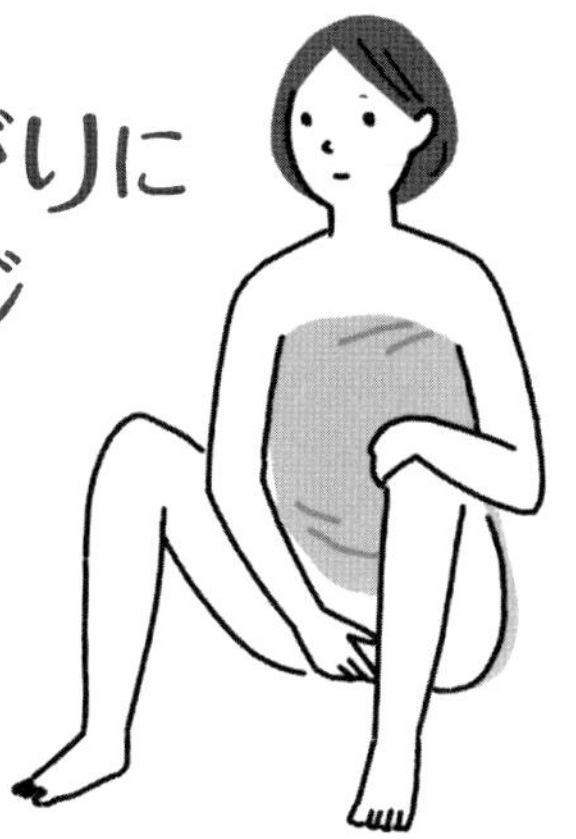

フェムゾーン専用のオイルを手にとり、人差し指や親指全体につけて、ちつの中に入れ、やさしく動かしてマッサージ。自分の指をちつに入れることをためらう人もいますが、欧米では医師以外にも施術の専門家がいるほど、一般的なケアになっています。ちつまわりの血行がよくなり弾力性が増し、骨盤底の筋肉や靭帯にも働きかけるので、頻尿や尿もれの予防や改善に有効です。

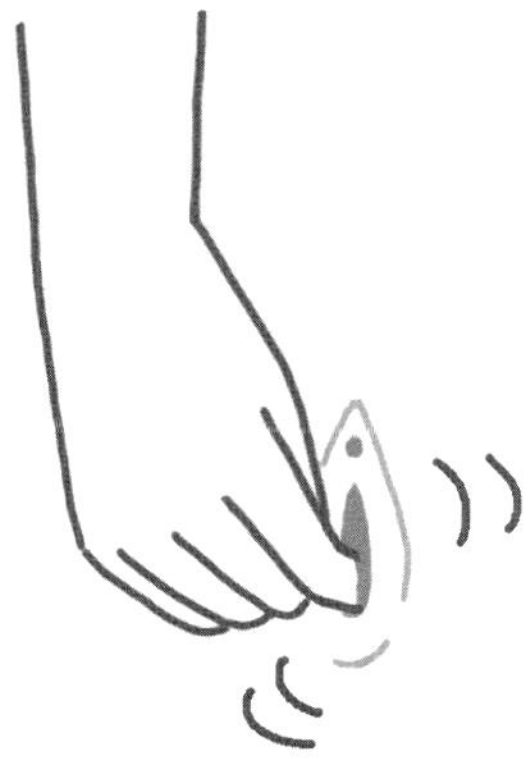

1

人差し指の第2関節まで入れてマッサージ。無理なら第1関節まででOK。指でちつの壁をゆっくり押しながら1周させる。

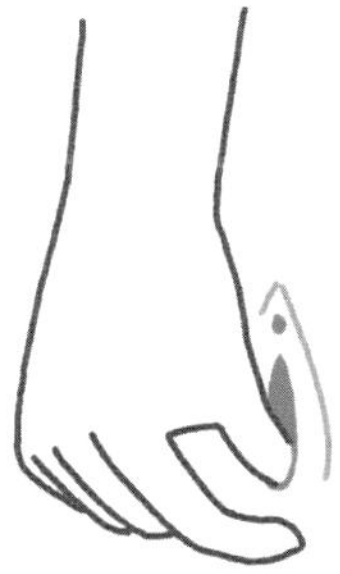

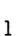

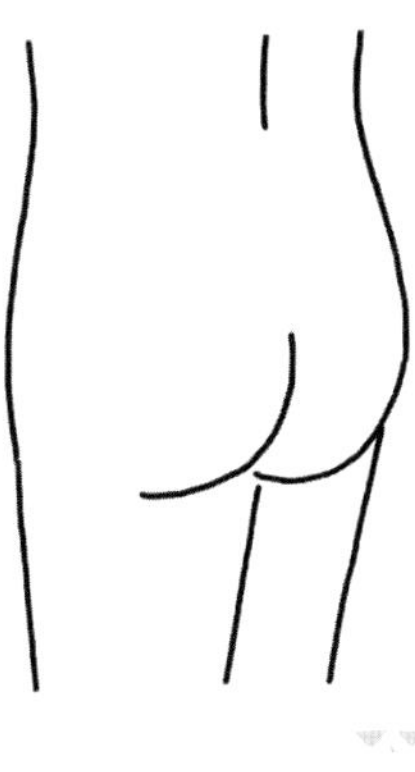

2

ちつと肛門をキュッと締めてみて、引き込まれる感覚があれば、正しい締め方ができている証拠。

3

ちつの後壁がしこりのように硬くなっている場合は、親指でそっともみほぐす。

軽い頻尿や尿もれには漢方薬の力を借りる

- 八味地黄丸、牛車腎気丸、六味丸が効果的
- クリニックで処方
- 毎日、根気よく続ける
- 食前または食間に服用する

漢方薬ってどんなもの?

漢方薬は、長年にわたって中国で培われたさまざまな処方を日本でアレンジし、いろいろな生薬をブレンドしたものです。
生薬には、植物の実や種、根、動物の骨や皮など、薬効が認められたさまざまなものが使われます。
漢方医は、その人の体質（証）や症状に合わせて、生薬を混合して処方します。使用するときには煮出して飲みます。

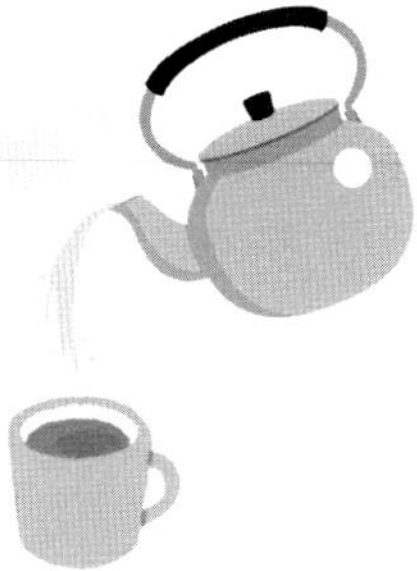

飲みやすい形に

ただ、生薬を混合した漢方薬は煮出す手間がかかり、飲みにくさもあることから、現在では、生薬を煎じたエキスを顆粒（細粒）にしたものや、生薬を砕いて錠剤にしたものがよく使われるようになりました。
これらの手軽な漢方薬は、クリニックで処方してもらうとよいでしょう

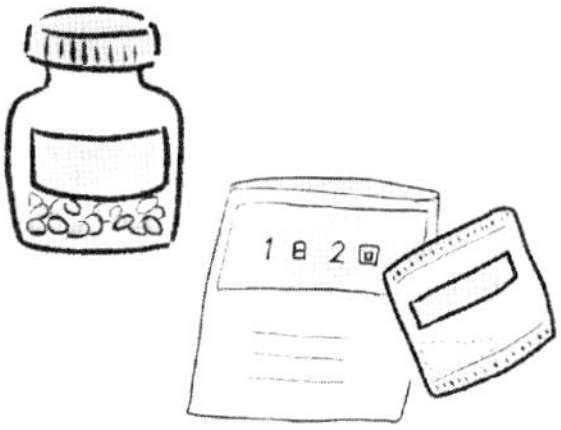

漢方薬は、本格的な病気に移行する手前の「未病」を改善させるのが得意です。重い症状には西洋薬に即効性がありますが、軽い尿トラブルには、漢方薬がよく効きます。

50代以降の女性によく起こる「トイレが近い」「がまんできない」「たまに尿もれがある」「夜中にトイレに起きる」などのトラブルは、加齢によって気力、体力がおとろえる「腎虚」の症状とされています。

「腎虚」の症状に効果があるのは、体を温め、泌尿生殖器のおとろえを改善する「八味地黄丸《はちみじおうがん》」、「牛車《ごしゃ》腎気丸《じんきがん》」「六味丸《ろくみがん》」などです。

最近では、多くのクリニックで飲みやすい分包タイプの漢方薬を処方してもらえるようになっています。健康保険がきくので、一度トライしてみるといいでしょう。

漢方薬は2～3カ月続けることが大切です。

50代からの尿トラブルにおすすめの3種の漢方薬

飲み方

漢方薬は、吸収力が高まるように、食前または食間に服用するのが基本です。1日朝晩2回、または1日3回、パッケージに記載されている用法用量を守って飲みましょう。

八味地黄丸《はちみじおうがん》

造血・血行促進作用のある地黄《じおう》を中心とした8種類の生薬(地黄《じおう》、山茱萸《さんしゅゆ》、山薬《さんやく》、沢瀉《たくしゃ》、茯苓《ぶくりょう》、牡丹皮《ぼたんぴ》、桂皮《けいひ》、附子《ぶし》)をブレンドした漢方薬。血行をよくして体を温め、体力が落ちた中高年の泌尿器のおとろえや、頻尿、夜間頻尿、尿もれなどを改善します。美肌やアンチエイジング、認知機能アップにも効果的。胃腸の弱い人は、食欲不振や下痢を起こすことがあるので注意。

牛車腎気丸《ごしゃじんきがん》

八味地黄丸に牛膝《ごしつ》、車前子《しゃぜんし》という生薬をプラスした漢方薬。体を温め新陳代謝を促して、むくみや痛みをとる効果もあります。疲れやすく下半身に冷えがある人の、頻尿、夜間頻尿、下半身のむくみ、しびれ、腰痛などに有効です。

六味丸《ろくみがん》

八味地黄丸から、桂皮《けいひ》と附子《ぶし》を除いた漢方薬。疲れやすく、手足のほてりや口が乾くなどの症状がともなう人の、頻尿、むくみ、残尿感、ほてり、のぼせの改善に。

※同じ症状でも、閉経前は、「気虚」「お血」による症状とされ、処方が異なります。

「3つの首」を温かくして冷えを防止

- 体が冷えると膀胱の異常収縮が起きやすくなる
- 冷えを予防するポイントは3つの首

「3つの首」を冷やさないのがポイント

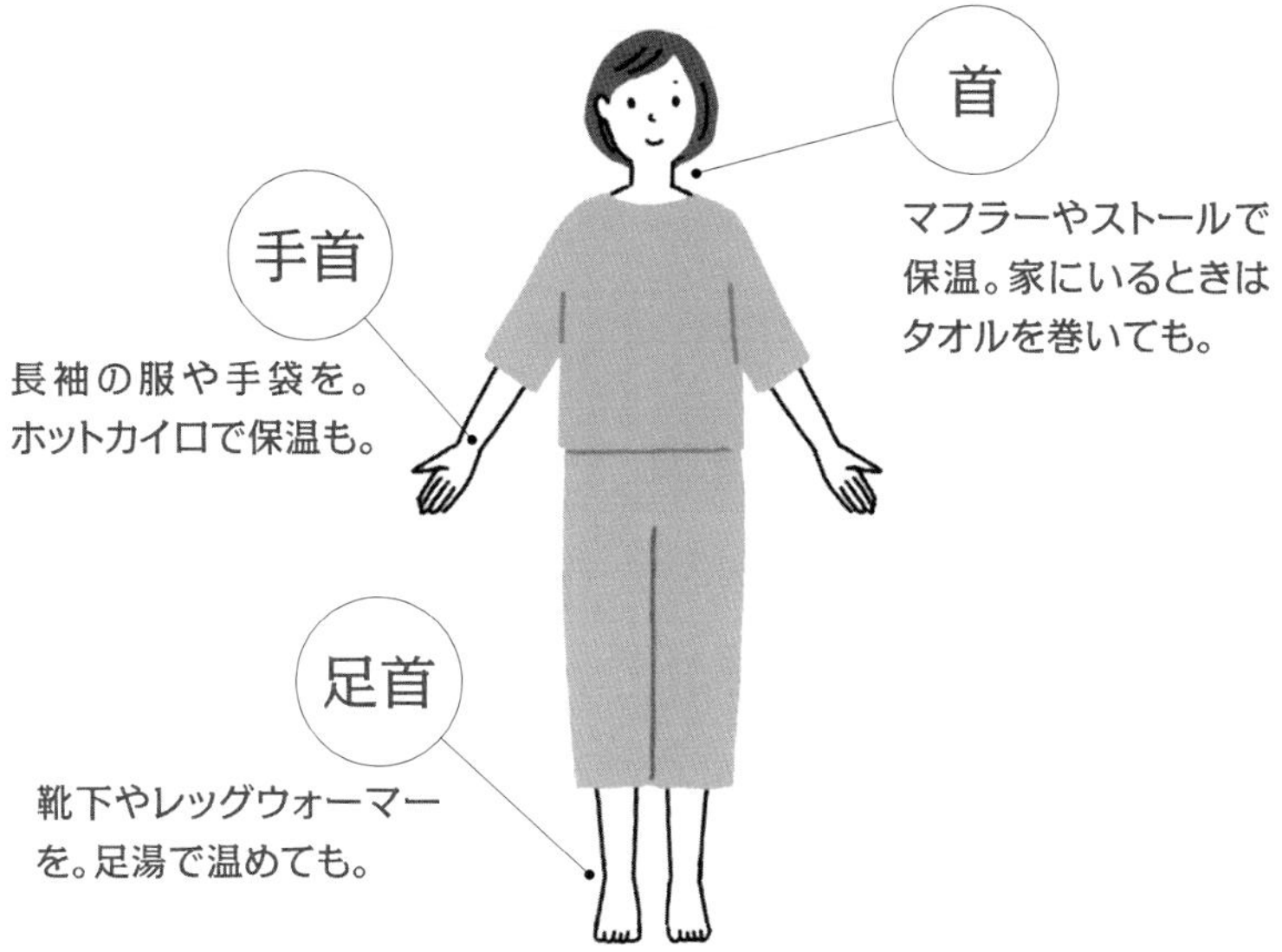
首
マフラーやストールで
保温。家にいるときは
タオルを巻いても。
手首
長袖の服や手袋を。
ホットカイロで保温も。
足首
靴下やレッグウォーマー
を。足湯で温めても。

トイレが近いのをなんとかしたい人に、冷えは大敵です。体が冷えると、反射的に膀胱の異常収縮が起きて、急にトイレに行きたくなったり、頻尿になったりします。

尿トラブルに悩む人は手足が冷たいことが多く、体を温めるだけで症状が改善することもあります。

冷えを予防するには、3つの「首」＝「首」、「手首」、「足首」を冷やさないことがポイントです。3つの首は冷えやすいのですが、温めると全身の血行がよくなります。

冬は、温かい肌着や手首が隠れる袖丈のハイネックのセーターなどを重ね着して、体の熱を蓄えるようにします。足には、長めの毛糸の靴下やレッグウォーマー、首には、マフラーやストールを巻けば、3つの首をしっかり保温できます。冷え込みが厳しい場合は、おなかや腰に肌着の上からホットカイロを貼るのもよいでしょう。

夏も、エアコンで冷やした室内や車内では、薄地のカーディガンやスカーフ、ひざ掛けなどを使って、冷えから身を守りましょう。

体調の悪いときは体を冷やす食べ物を控える

・体を冷やす食材は加熱する
・アイスは体調のよいときに
・白砂糖やカフェイン飲料のとりすぎに注意

体を温める食べ物

野菜	玉ねぎ、ねぎ、にんじん、かぼちゃ
果物	りんご、プルーン
香味野菜	しょうが、とうがらし、にんにく、わさび、山椒、シナモン
たんぱく質食品	鶏肉、羊肉、いわし、えび
お茶類	ほうじ茶
その他	てんさい糖

体を冷やす食べ物

野菜	トマト、なす、きゅうり、セロリ、白菜、枝豆
果物	バナナ、すいか、梨、柿、みかん
たんぱく質食品	たこ、あさり、しじみ
お茶	緑茶
その他	白砂糖

50代、60代になると、体の冷えが尿のトラブルに直結してしまいます。

とくに体調の悪いときには、体を冷やす食材を生で食べるのは控えましょう。冷たいアイスクリームや氷をはじめ、スムージーや、夏に旬を迎える野菜や果物なども避けたほうが無難です。

体を冷やす食材は、蒸したり焼いたり、熱を加えて体を温めます。また、暑い地域で育つ植物（さとうきびなど）から精製された白砂糖、アルコールやカフェイン飲料も冷えを招くモトです。とりすぎに気をつけてください。

日ごろから、つとめて体を温める食べ物をとるようにしましょう。

体を温める食べ物には、玉ねぎ、ねぎ、にんじん、かぼちゃ、鶏肉、羊肉、いわし、えび、りんご、プルーン、しょうが、とうがらし、にんにく、わさび、山椒、シナモン、ほうじ茶などがあります。これらの食材をとり入れて、1日3食、バランスのよい食事をとりましょう。

骨盤底筋トレーニングにスクワットをプラスして効果アップ

・大きな筋肉を効率よく鍛える
・骨盤全体をより強くしなやかに鍛える
・冷え症も改善
・背骨や下半身の骨格も強化

まずは基本の骨盤底筋トレーニング

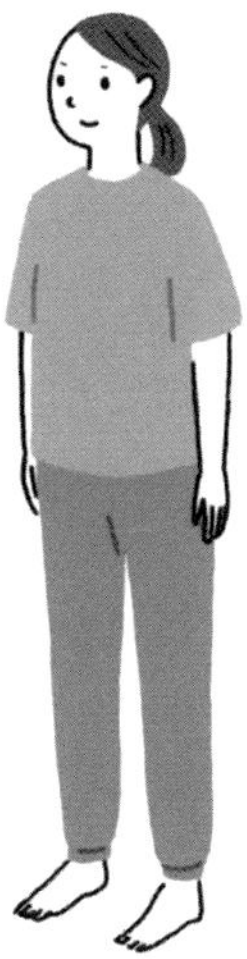

1

肩幅程度に足を開き、背筋を伸ばして立つ（ランジは両手を腰にあてる）。

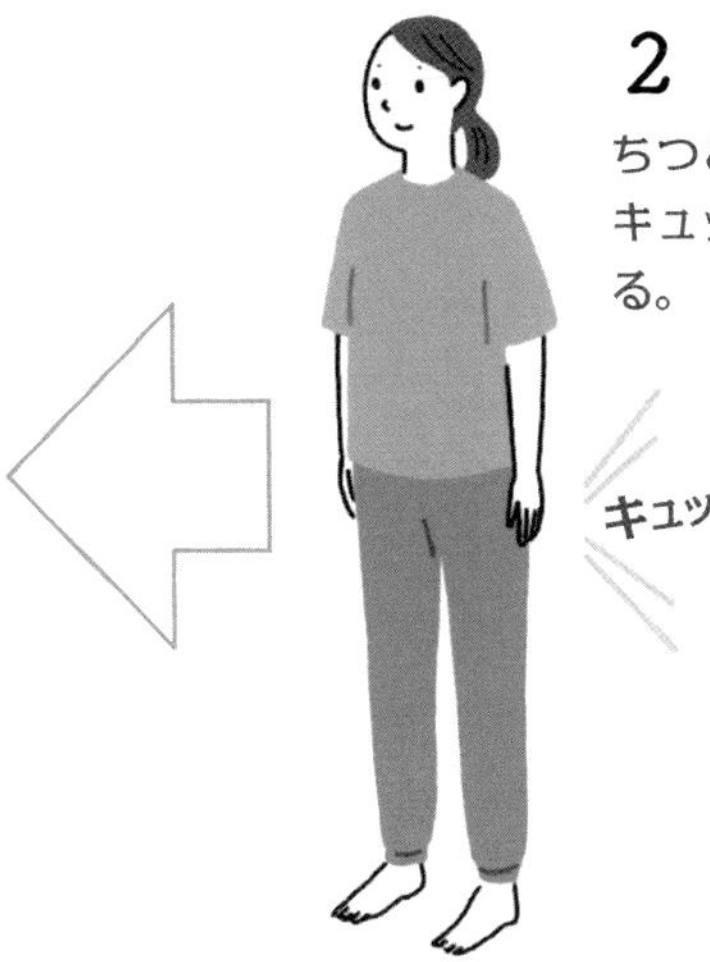

2

ちつと肛門をキュッと締める。

下半身を鍛える筋トレの花形ともいえるのが、「スクワット」と「ランジ」です。どちらも、お尻の筋肉＝大殿筋や、前ももの大腿四頭筋、後ろもものハムストリング、ふくらはぎなど、大きな筋肉を効率よく鍛えることができます。

これらの筋肉は、骨盤底の筋肉と連動しているので、骨盤底筋トレーニングをするときにスクワットをプラスすると、骨盤底全体をより強くしなやかに鍛えることができ、頻尿や尿もれの改善に役立ちます。ふくらはぎの筋肉も強化されるため、血流もよくなり、冷えの改善にも効果的。また、骨密度を上げ、背骨や下半身の骨格も強化します。

スクワットは、両足を肩幅程度に開き、上半身を前傾させながら、股関節とひざを曲げ、かかとに重心を置きながら、お尻を落としていきます。

ランジは、片足を大きく踏み出して、お尻を落としていきます。

スクワットもランジも、ちつと肛門をキュッと締めたまま、骨盤底筋トレーニングを行いながら実践することで相乗効果が生まれます。

骨盤底筋トレーニング ＋スクワット のやり方

1セット
5回

ちつと肛門を
キュッと締めた
まま行う

3

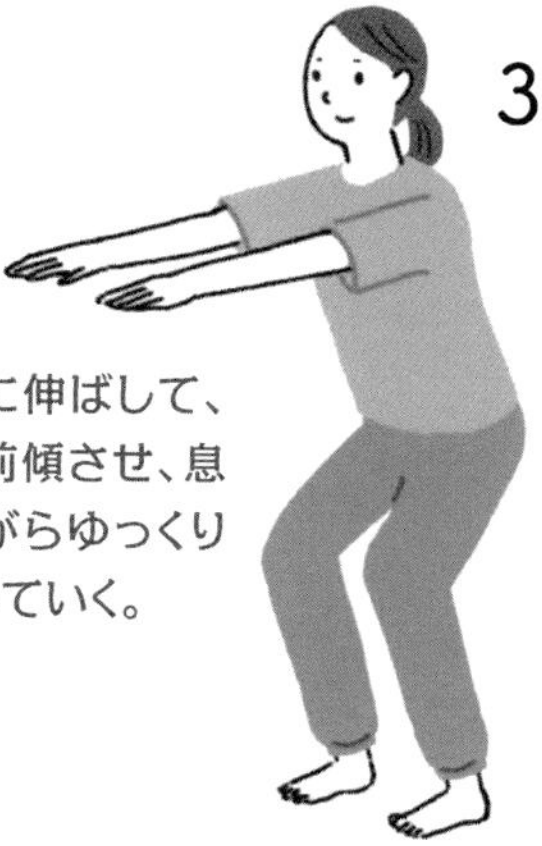

両手を前に伸ばして、上半身を前傾させ、息を吐きながらゆっくり腰を落としていく。

4

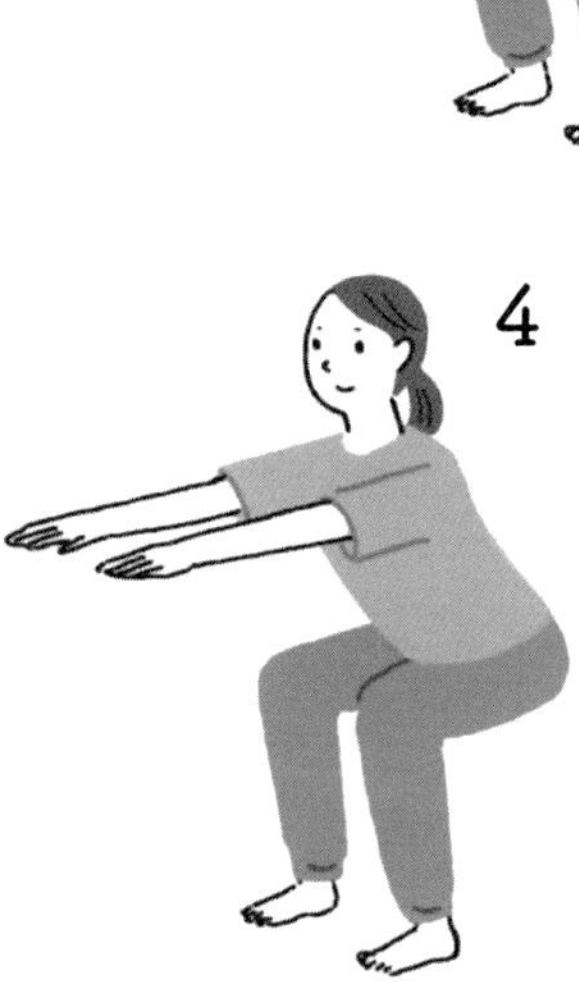

ひざが痛くない角度で止めて、そのまま10秒キープ。なるべくかかとに重心を置く。

5

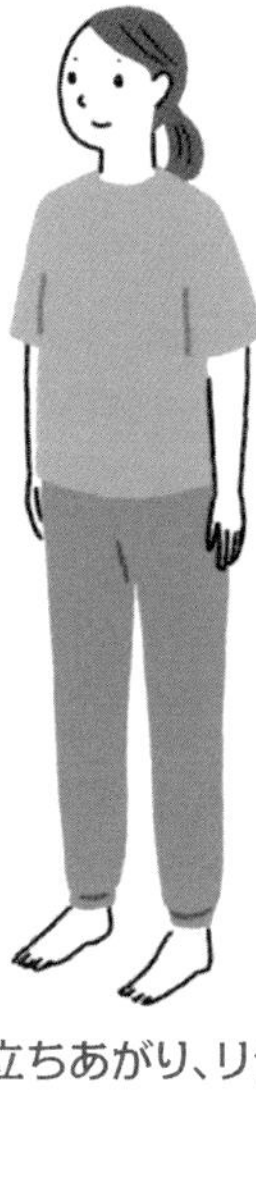

ゆっくりと立ちあがり、リラックス。

骨盤底筋トレーニング＋ランジのやり方

1セット
5回

ちつと肛門を
キュッと締めた
まま行う

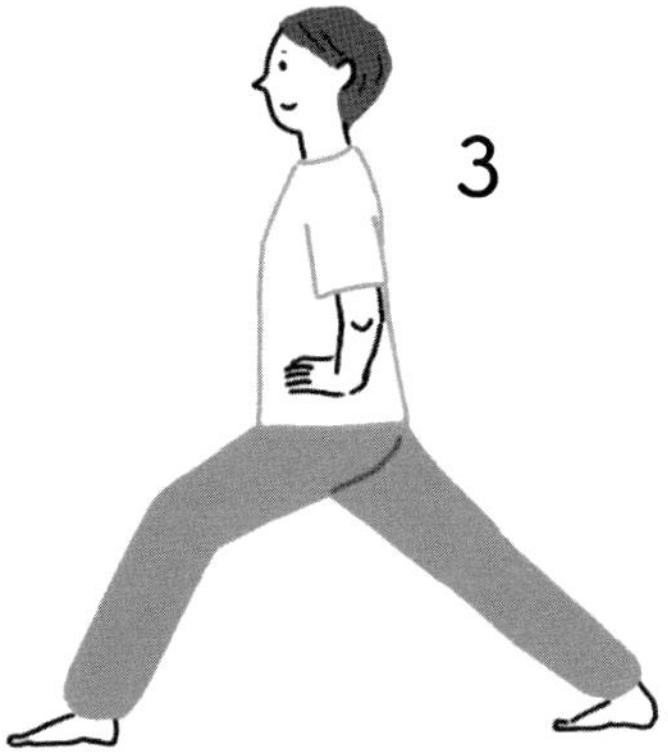

3

左足のももをゆっくり上げ、
大きく前に踏み込む。

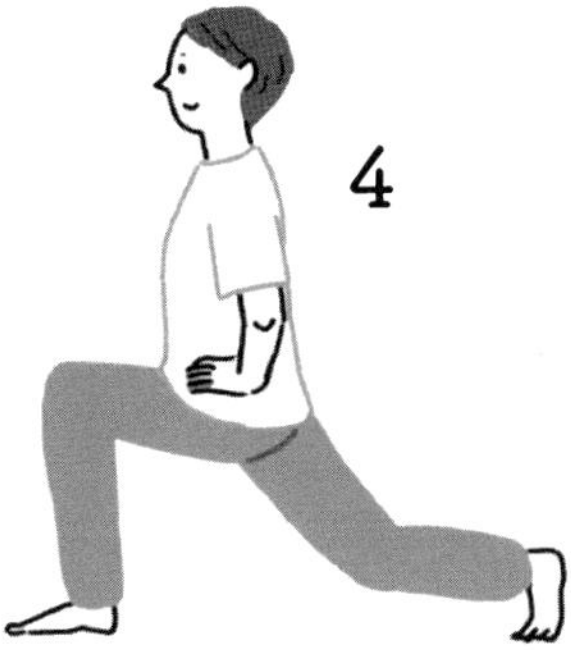

4

左ひざが直角に曲がるまで、息
を吐きながらお尻を落としていく。
10秒キープし、ゆっくり元に戻る。

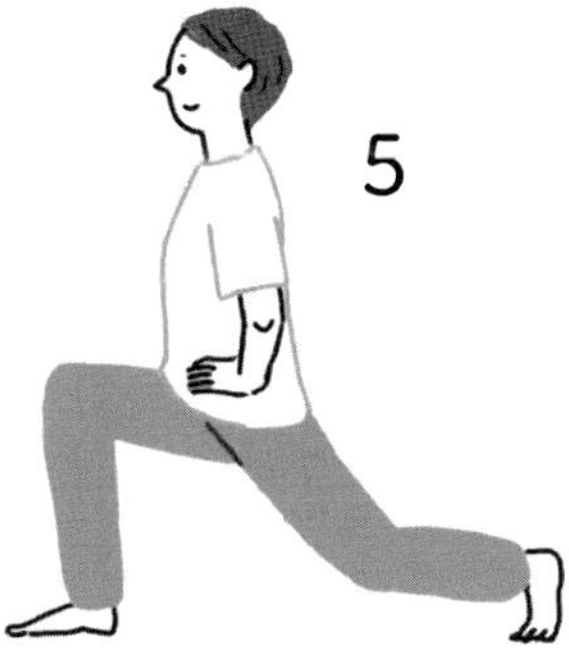

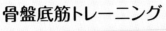

5

右足も同様に行う。

ヨガの「橋のポーズ」でインナーマッスル、骨盤底を刺激する

- ヨガの腹式呼吸が骨盤底を刺激
- 骨盤底を引き締め、尿道の開閉をスムーズにする

ヨガの「橋のポーズ」

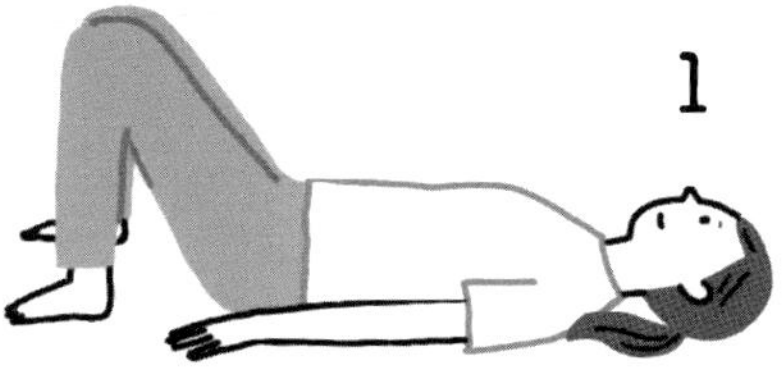

1

あおむけになってひざを立て、足を腰の幅に開く。かかととお尻の間は20〜30㎝程度に。

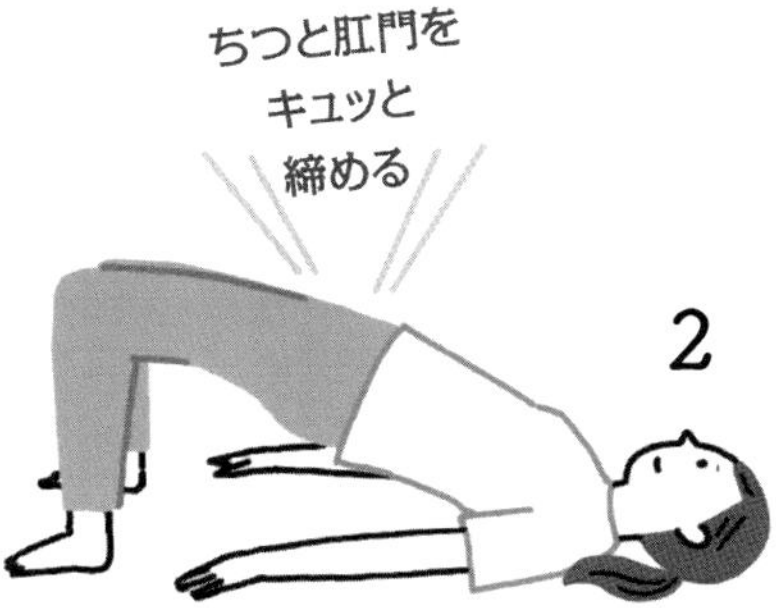

2

息を吐きながら、ちつと肛門をキュッと締め、胸とおなかを真上に持ち上げ、5呼吸キープする。

3

背中からゆっくりと床におろす。

ヨガやピラティスも頻尿や尿もれの改善に役立ちます。

中でもヨガは、自宅で好きな時間にできるのがメリットです。呼吸を整え、日常生活ではあまり使わない筋肉を無理なく使って、体の調子を高める効果があります。

頻尿や尿もれに効果のあるポーズを覚えておき、ちょっとした空き時間や、朝晩、ベッドの上で試してみましょう。骨盤底筋トレーニングと組み合わせて毎日の習慣にするのもおすすめです。

ヨガの呼吸の基本は腹式呼吸です。

息を吸ったときにおなかを大きくふくらませ、ゆっくりと吐いて出しきるのがコツです。腹式呼吸をすると、体の深いところにあるインナーマッスルを刺激します。骨盤底の筋肉もインナーマッスルですから、息を吐きながらちつと肛門をキュッと締めるとより効果的です。

ここでは頻尿や尿もれに効果がある「橋のポーズ」をご紹介しましょう。骨盤底の筋肉を引き締め、尿道の開閉をスムーズにするポーズです。

気づかないうちにもれるときは泌尿器科のある医療機関を受診して

- 骨盤底筋トレーニングと膀胱トレーニングを3カ月続ける
- 効果がみられない人は医療機関の受診を

「トイレが近い」改善チャート

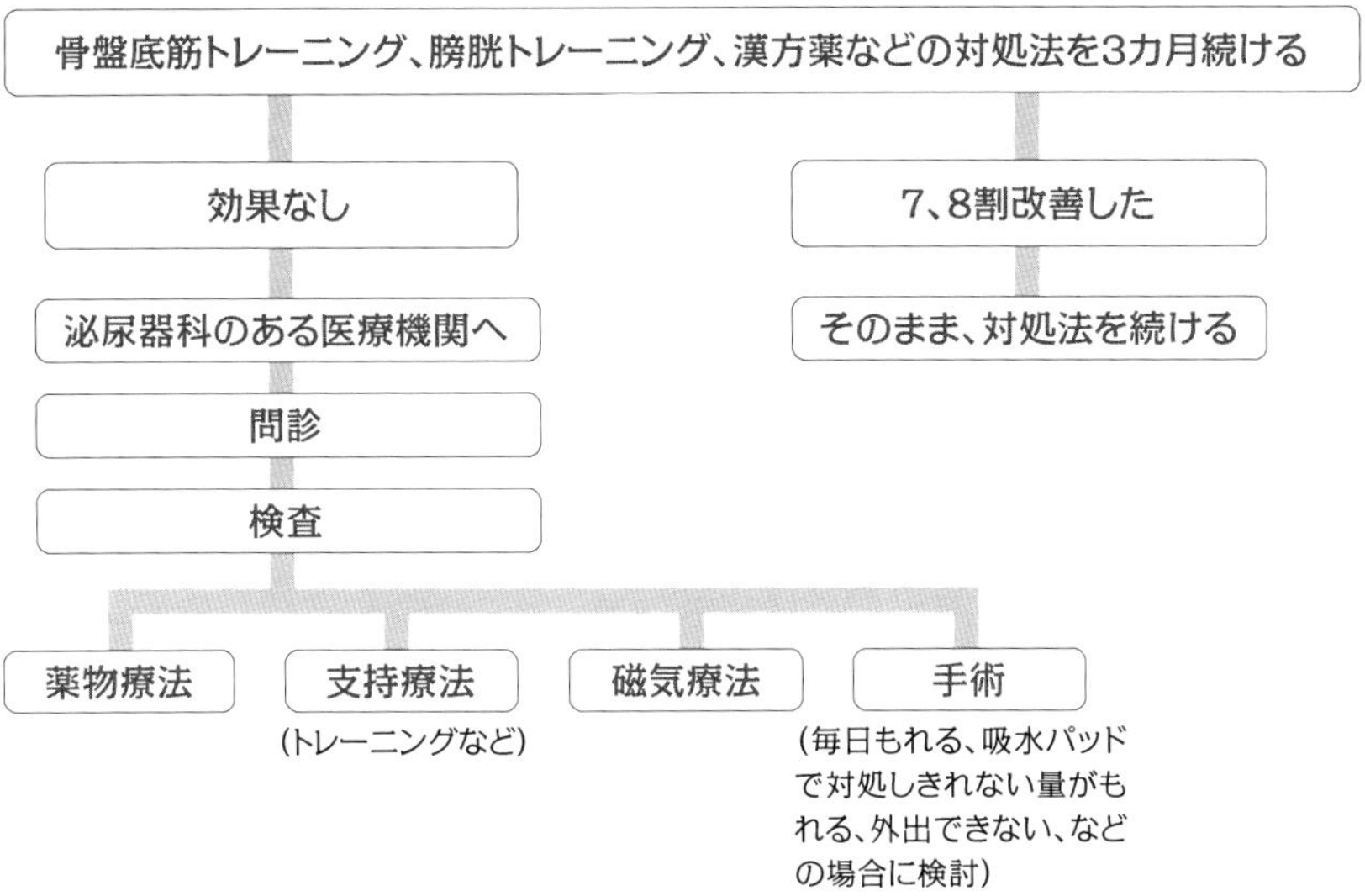

頻尿や尿もれで困っている方は、この本で紹介したさまざまな対処法を、まずは3カ月続けてみてください。

その結果、70〜80％の満足度なら、かなり改善しているといえますから、その対処法を続けていきましょう。

3カ月以上続けても効果がみられないときは、かかりつけ医に相談するか、泌尿器科があるクリニックや病院を受診しましょう。泌尿器科と婦人科の両方を診る医療機関もあります。原因を調べる検査が行われ、適切な治療法、対処法を示してくれます。

骨盤底筋トレーニングをうまくできなかった人がコツをつかみ、改善する例も多くあります。また、薬物療法や磁気療法、手術など、家庭ではできない治療法で生活の質がグンと上がることもあります。

なお、尿もれがあると、ふつうなら「あ、もれた！」と気づくものですが、いつの間にかもれているとか、大量にもれてしまう場合、さらに尿に血液がまじる場合は、病気が隠れているケースもあるので、泌尿器科を受診してください。

あとがき（監修を終えて）

女性にとって50代、60代は、生殖を終了し、月経のトラブルから解放され、自由を謳歌できる楽しい円熟期の始まりです。一方、次に来る高齢期を健康に過ごすための大切な準備期とも言えます。まずはがん死しないために、がん検診の習慣をつけましょう。

また、脳血管障害・心臓病等を発症させる動脈硬化を進行させないために、生活習慣病（高血圧・糖尿病・高脂血症）があれば、早くから治療しましょう。

さらに、80歳以上になっても痛みなく動ける肉体を維持するために、骨密度を維持して、全身の筋肉運動をしましょう。そしてフェムゾーン（ちつと外陰）の乾燥感・痛み・かゆみや、頻尿・尿もれ・再発性膀胱炎、性交痛や性交後出血などの不快な症状の予防のために、骨盤底筋トレーニングと骨盤底マッサージ、さらにフェムゾーンの保湿をしましょう。

20代、30代に実現したくてできなかったことは、すべて50代以降に実現できます。人生はこれからです。

女性医療クリニックＬＵＮＡグループ理事長
関口由紀

【監 修】
関口由紀（せきぐち・ゆき）
女性医療クリニックLUNAグループ理事長。日本泌尿器科学会専門医。日本排尿機能学会専門医。日本性機能学会専門医。日本東洋医学会指導医。医学博士。人生100歳時代の日本の中高年女性の骨盤底・血管・骨・筋肉の統合的な維持管理を提唱し、生涯にわたるヘルスケアを実践。閉経前の女性対象のクリニックと閉経後の女性を対象にするクリニックを主宰している。www.luna-clinic.jp

《協力》
ユニ・チャーム株式会社

装丁・本文デザイン／深江千香子（エフカ）
イラスト／タハラチハル
編集協力／池内加寿子
編集／八丹陽子
編集デスク／深堀なおこ（主婦の友社）

「トイレが近《ちか》い」人《ひと》のお助《たす》けBOOK
2021年12月31日　第1刷発行
2024年11月10日　第6刷発行

編　者　主婦の友社
発行者　大宮敏靖
発行所　株式会社主婦の友社
〒141-0021
東京都品川区上大崎3-1-1　目黒セントラルスクエア
電話03-5280-7537（内容・不良品等のお問い合わせ）
049-259-1236（販売）
印刷所　大日本印刷株式会社

ISBN978-4-07-450157-1

■本のご注文は、お近くの書店か主婦の友社コールセンター（電話0120-916-892）まで。
*お問い合わせ受付時間　月～金（祝日を除く）10:00 ～ 16:00
*個人のお客さまからのよくある質問のご案内　https://shufunotomo.co.jp/faq/